PANDEMIA
INFLUENZA HUMANA A H1N1
LO QUE HAY QUE SABER SOBRE ELLA

1ª edición, 2009

Pandemia. Influenza humana A H1N1. Lo que hay que saber sobre ella

Dr. Gerardo Martín González López
Presidente de la Sociedad Internacional de Terapia Celular
con Células Madre, Medicina Regenerativa y Antienvejecimiento, S. C.

Dr. Dolores Javier Sánchez González
Vicepresidente Operativo de la Sociedad Internacional de Terapia Celular
con Células Madre, Medicina Regenerativa y Antienvejecimiento, S. C.

Dr. Carlos Armando Sosa Luna
Vicepresidente Administrativo de la Sociedad Internacional de Terapia Celular
con Células Madre, Medicina Regenerativa y Antienvejecimiento, S. C.

1ª edición, 2009

Editorial
Alfil

Pandemia. Influenza humana A H1N1. Lo que hay que saber sobre ella

Insurgentes Centro 51–A, Col. San Rafael
06470 México, D. F.
Tels. 55 66 96 76 / 57 05 48 45 / 55 46 93 57
e–mail: alfil@editalfil.com

ISBN en trámite.

Dirección editorial:
José Paiz Tejada

Editor:
Dr. Jorge Aldrete Velasco

Revisión editorial:
Irene Paiz, Berenice Flores

Revisión técnica:
Dr. Diego Armando Luna Lerma

Ilustración:
Alejandro Rentería

Diseño de portada:
Arturo Delgado

Impreso por:
Impresiones Editoriales FT, S. A. de C. V.
Calle 15 Manz. 42 Lote 17, Col. José López Portillo
09920 México, D. F.
Mayo de 2009

Acerca de los autores

Dr. Gerardo Martín González López

Presidente de la Sociedad Internacional de Terapia Celular con Células Madre, Medicina Regenerativa y Antienvejecimiento, S. C. Médico cirujano militar (Escuela Médica Militar). Maestro en Ciencias Biomédicas en el área de morfología y embriología (Escuela Militar de Graduados de Sanidad). Jefe de la Sección de Investigación y Doctrina Militar de la Escuela Médico Militar. Profesor titular de Anatomía Humana y Embriología de la Escuela Médico Militar, Universidad del Ejército y Fuerza Aérea Mexicanos. Especialista en reproducción *in vitro* (Escuela Militar de Graduados de Sanidad, Hospital Central Militar y Clínica de Especialidades de la Mujer). Maestría en Terapia Celular, Medicina Regenerativa y Antienvejecimiento. Instituto Tecnológico de Estudios Superiores de Monterrey. Ganador del Premio Nacional a la Creatividad en Investigación 2007 (Cámara Nacional de la Industria Farmacéutica). Ganador del XIV Premio Nacional de Investigación en el área inédita básica 2003 (Fundación Glaxo-Smith-Kline).

Dr. Dolores Javier Sánchez González

Vicepresidente Operativo de la Sociedad Internacional de Terapia Celular con Células Madre, Medicina Regenerativa y Antienvejecimiento, S. C. Maestro en Ciencias Biomédicas en el área de morfología e histología (Escuela Militar de Graduados de Sanidad). Doctor en Ciencias de Investigación en Medicina (Escuela Superior de Medicina del Instituto Politécnico Nacional). Profesor titular de Biología Celular y Tisular de la Escuela Médico Militar, Universidad del Ejército y Fuerza Aérea Mexicanos. Profesor de la Asociación Nacional de Medicina y Patología Estética, A. C. Jefe del Laboratorio de Biología Celular y Tisular de la Escuela Médico Militar. Miembro del Sistema Nacional de Investigadores CONACYT (Investigador Nacional Nivel I). Socio Fundador del Colegio Mexicano de Células Madre y Medicina Regenerativa, A. C. Colegiado titular del Colegio Nacional de Médicos Militares, A. C. Ganador del XIV Premio Nacional de Investigación en el área inédita básica 2003 (Fundación Glaxo-Smith-Kline).

Dr. Carlos Armando Sosa Luna

Médico cirujano militar (Escuela Médico Militar). Especialista en Medicina Integral y de Urgencias (Escuela Militar de Graduados de Sanidad/Hospital Central Militar). Maestro en Ciencias Biomédicas en Farmacología y Profesor titular de Farmacología de la Escuela Médico Militar, Universidad del Ejército y Fuerza Aérea Mexicanos. Jefe de la subsección de Evaluación Educativa, Sección Pedagógica de la Escuela México Militar. Profesor de la Asociación Mexicana de Neurología y Psiquiatría, A. C. Presidente de la Asociación Mexicana de Amigos de Pacientes Esquizofrénicos, A. C. Ex presidente de los Jóvenes Inventores de la Asociación Nacional de Inventores, A. C. Fundador de la Asociación Nacional de Jóvenes Inventores, A. C. Ex secretario de la Sociedad Mexicana de Salud Mental, S. C. Ganador del Premio Nacional de los Proyectos Creativos, Científicos y Tecnológicos de la Juventud 1996 y 1997. Expositor nacional en el Museo Tecnológico (CFE), Tecnología 97 (CANACINTRA) y en Plaza Inn.

Contenido

Introducción

El virus de la influenza, conocido como virus de la gripe, experimenta constantes mutaciones que le permiten evadir los anticuerpos protectores que se han desarrollado tras exposiciones previas a gripes o vacunas. El virus de la influenza A puede realizar pequeñas variaciones de forma en periodos muy cortos de tiempo. Por ejemplo, durante la pandemia de gripe española en 1918, la oleada inicial de la enfermedad fue relativamente leve y controlada, mientras que la segunda oleada en 1919 fue altamente letal, con más de 40 millones de muertes.

Por la influenza han muerto millones de personas a través de los siglos. Cuando una enfermedad afecta a todo el mundo se le denomina pandemia. Las pandemias de influenza suelen ocurrir cada 10 a 40 años; hay epidemias que se presentan todos los años y su impacto mundial obliga a tomar medidas preventivas. Desde 1933, cuando se aisló el virus A de la influenza, a la actualidad, se han detectado varias pandemias: en 1957, la gripe asiática; en 1968, la gripe de Hong Kong; en 1977, la gripe rusa, y en 2009 la influenza norteamericana en México, por el virus de la influenza A H1N1.

Desde 1510 se han descrito unas 31 pandemias. El primer registro detallado de una pandemia gripal se produjo en 1850. Comenzó en Asia y se extendió a Europa y África. Las pandemias se sucedieron durante el siglo XIX, siendo la de 1830–1833 especialmente virulenta y de gran morbilidad, ya que infectó aproximadamente a una cuarta parte de la población expuesta.

La influenza porcina fue reconocida como enfermedad epizoótica en 1918. Durante ese mismo año el virus de la influenza en humanos causó la peor pandemia conocida. El virus de la influenza porcina se aisló en 1930 y se encontró por primera vez en humanos en 1974. Desde entonces, incluyendo los casos de Fort Dix, se ha aislado decenas de veces en humanos en EUA.

Las epidemias de influenza estacional (gripe común) son una de las principales preocupaciones de salud pública mundial, ya que cada año enferman millones de personas en todo el mundo, de las cuales mueren de 250 000 a 500 000. Si además de esto aparece una nueva cepa del virus de la influenza para la cual no existe defensa inmunitaria, puede aparecer una pandemia con gran número de casos en todo el mundo.

La detección rápida de la enfermedad, seguida de una rápida respuesta, puede reducir el impacto tanto de la influenza estacional como de la pandémica.

La influenza se propaga de persona a persona a través de secreciones pequeñas de las vías respiratorias que se expulsan cuando alguna persona infectada tose o estornuda. Las medidas de prevención más adecuadas contra las diversas formas de influenza en seres humanos son las que buscan evitar la transmisión del virus. La SITECEM, S. C., recomienda y apoya todas las acciones realizadas por las autoridades sanitarias internacionales: CDC, OMS y las Secretarías de Salud, de Educación Pública y de la Defensa Nacional, así como otras dependencias federales tanto en México como en el extranjero, tales como uso de mascarillas, medidas de higiene y salud pública como el cierre de escuelas y lugares públicos, vacunas, tratamiento antiviral y aislamiento en caso de enfermedad. Las acertadas medidas impulsadas por el gobierno del presidente de México, Felipe Calderón Hinojosa, evitaron la elevada mortalidad que acompaña a las pandemias por influenza humana de origen porcino o aviar.

Después de la crisis de gripe aviaria de 2005 los organismos internacionales y de salud se prepararon para producir vacunas específicas que permiten enfrentar sin demoras las pandemias por influenza; durante la influenza norteamericana A humana H1N1 con epicentro en México en abril y mayo de 2009, el Laboratorio de Novavax, Inc. (Nasdaq: NVAX), en EUA, se comprometió a tenerla en julio-agosto de 2009.

1

¿Qué son los virus?

INTRODUCCIÓN

En los últimos 15 años se han logrado importantes avances en el conocimiento científico de los misteriosos virus y los mecanismos de replicación de DNA en varios tipos de ellos que infectan bacterias y células vegetales y animales. La gran variedad en el tamaño y la organización de los genomas virales implica una gran diversidad en los detalles asociados con la virología y la biología molecular y celular. La descripción de dichos mecanismos está fuera del enfoque del presente libro, por lo que el lector interesado hará bien en consultar bibliografía proporcionada al final de este libro.

El término de *virus* fue incorporado en el vocabulario biomédico durante las últimas décadas del siglo XX d.C. La primera revista científica dedicada exclusivamente al campo de la virología: *Archiv für die Gesamte Virusforschung,* hoy conocida como *Archives of Virology,* inició su primera publicación en el año de 1939.

El primer texto dedicado sólo a la virología: *General virology*, de Salvatore Luria, fue publicado en 1953. Sin embargo, el concepto y los virus han acompañado al hombre desde su origen y se tienen registros de ellos a lo largo de toda la historia.

El término *virus* tiene varios siglos de existencia, aunque su uso y connotaciones han variado notablemente a lo largo del tiempo. En este contexto, los orígenes de la disciplina científica, hoy conocida como virología, se reconocieron en la última década del siglo XIX.

HISTORIA

La enfermedad de origen viral más extraordinaria en la historia de la medicina es la rabia, que fue descrita y registrada hace más de 2 000 años. En el caso particular de la rabia, su misterioso origen, su capacidad para transformar a un perro domesticado en bestia feroz, su largo e impreciso periodo de incubación y los drásticos síntomas que preceden al final fatal de esta enfermedad en los humanos constituyen un cuadro pavoroso y a la vez irresistible, que ha merecido la atención de los escritores y pensadores de la historia antigua.

En el libro de medicina escrito por Paracelso en el siglo I, en pleno apogeo del imperio romano, existe una frase que llama la atención en la historia de la medicina: *...especialmente en los casos en que el perro es rabioso, el virus debe ser drenado con una ventosa de vidrio...* Ya desde la Antigüedad se utilizó el término *virus* para denotar al agente causal de la rabia; asimismo, en el mismo texto utilizó la palabra *venenum* para describir la ponzoña de las serpientes. Es probable que tal distinción no haya sido accidental, sobre todo si consideramos que el término latino *virus* puede significar *veneno* o también *líquido viscoso.* Paracelso sabía que *el agente de la rabia era transmitido por medio de la saliva del perro rabioso.*

En los siglos siguientes el término *virus* se utilizó en forma casual como sinónimo de *ponzoña* o *veneno*, hasta que a finales del siglo XVIII adquirió claramente el significado de *un agente infeccioso*, debido a la creciente advertencia general de que existen muchas enfermedades contagiosas y transmisibles.

La gradual aceptación del término virus en la literatura médica corrió paralela con el desarrollo de los conceptos de infección y contagio, los cuales deben su origen al estudio de otra terrible enfermedad también de naturaleza viral: la viruela.

La devastación causada en las sociedades medievales por la viruela es solamente comparable con el de la peste bubónica. No obstante, la historia temprana de la viruela presenta grandes dificultades para la historia de la medicina, ya que, a diferencia de la rabia, es muy difícil establecer un diagnóstico diferencial entre la viruela y otras enfermedades eruptivas de tipo febril, como el sarampión, la varicela o la escarlatina, a partir de las descripciones proporcionadas por los cronistas de la Antigüedad.

Los conquistadores españoles contaron con un inesperado, silencioso y mortal aliado que contribuyó notablemente al éxito de Hernán Cortés para la caída de la Gran Tenochtitlán. Un soldado de la expedición de Pánfilo de Narváez arribó a México enfermo de viruela, una enfermedad hasta entonces desconocida en Mesoamérica. La escasa defensa del sistema inmunitario de los aztecas frente a la viruela permitió que se extendiera rápidamente entre la población indígena mesoamericana, ocasionando desastrosas consecuencias. En pocas semanas, miles de indígenas del imperio azteca sucumbieron a la viruela, entre ellos el propio

Cuitláhuac, el penúltimo emperador. Las recientes estimaciones epidemiológicas han llevado a postular que durante los primeros 25 años posteriores a la Conquista más de un tercio de la población indígena mesoamericana sucumbió a la viruela. Es probable que tal devastación haya contribuido en forma radical al establecimiento del régimen colonial español, explicando también en parte por qué los imperios tan poderosos y organizados como el azteca y el inca fueron exterminados, sin gran oposición, en unos cuantos años.

Durante los siglos XVII y XVIII ocurrieron en Europa graves epidemias de viruela, quizá debidas a la aparición de nuevas cepas del virus. Los médicos se dieron cuenta de que *la viruela era transmitida de persona a persona y de casa en casa.*

En 1730 Thomas Fuller publicó un pequeño libro sobre las fiebres eruptivas (que incluyen la viruela). Ahí escribió: *La forma principal y más común de contraer las fiebres contagiosas, como la viruela y el sarampión, es por medio de infección, o sea, recibiendo a través del aliento o de los poros de la piel los corpúsculos virosos peculiares a la crianza de dichas enfermedades.*

Angelo Gatti, precursor de Jenner, publicó sus reflexiones sobre la variolación en 1764 y sus observaciones en relación con la naturaleza de la infección, *con la necesidad de encontrar un método para atenuar "el virus varioloso"*. Sin embargo, Gatti murió en enero de 1798, antes de haber podido conocer el modesto panfleto publicado en el mismo año por el médico británico Edward Jenner,[1] en el cual comunicaba su descubrimiento de que *la inoculación con el virus de la vacuna obtenido de los fluidos de las lesiones de la viruela bovina era capaz de prevenir la infección de la viruela en seres humanos.*

A partir del siglo XIX el término virus se encontraba bien establecido, aunque era utilizado para describir una gran variedad de agentes infecciosos. Este uso persistió durante toda la época del surgimiento de la bacteriología médica. Claude Bernard erigió la infraestructura para la medicina experimental, apoyada en la tradición filosófica de Descartes y Pascal. Bernard citó los resultados obtenidos a través de la observación en el caso de la garrapata y su relación con enfermedades de la piel. Robert Koch descubrió en 1876 que el bacilo del ántrax a veces forma pequeñas esporas capaces de atravesar la membrana placentaria.

La etiología del ántrax fue cabalmente entendida gracias al surgimiento a fines del siglo XIX del concepto de virus como entidad filtrable.

Pasteur, en colaboración con Joubet, aisló el bacilo del ántrax y adoptó la palabra microbio inventada por Séedillot en 1878, de manera que Pasteur declaró: todo virus es un microbio, haciendo caso omiso de la distinción hecha por Chauveau entre enfermedades virulentas y enfermedades contagiosas. A partir de en-

1. Jenner fue el descubridor de la vacuna, pero a pesar de este descubrimiento, se requirieron casi 200 años para lograr la erradicación de la viruela.

tonces, y a través del trabajo pionero sobre las vacunas contra el ántrax, el cólera aviario y la rabia, Pasteur y todos los involucrados en estudios patológicos utilizaron el término virus para denotar cualquier agente infeccioso (fuera o no fuera de naturaleza bacteriana) capaz de producir inmunidad después de la convalecencia del organismo afectado por el propio agente infeccioso.

Pasteur buscó afanosamente y en vano el agente causal de la rabia. Sin embargo, no existen pruebas de que haya sospechado que dicho agente era esencialmente diferente de los otros microbios patógenos que había logrado caracterizar a lo largo de su vida. En 1897 dos discípulos de Robert Koch encabezaron un estudio sobre el origen de la fiebre aftosa del ganado vacuno. Dichos investigadores demostraron que el agente causal de esta enfermedad era de naturaleza filtrable; es decir, capaz de atravesar los filtros bacteriológicos más finos disponibles en aquel entonces. Se comenzaba a sospechar la existencia de los virus.

EXPLICACIÓN CIENTÍFICA DE LA EXISTENCIA DE LOS VIRUS

A finales del siglo XIX, el éxito de la microbiología médica consistió en establecer la teoría de las enfermedades infecciosas que explicaba que eran originadas por la invasión de gérmenes microscópicos.

En 1892 Dimitri Ivanovski demostró que el agente causal del mosaico del tabaco era capaz de pasar a través de los filtros a prueba de bacterias y no podía ser observado bajo el microscopio ni cultivado en medios artificiales. Estos resultados llevaron a Ivanovsky especular que el mosaico del tabaco era causado por un germen productor de toxinas, las cuales podían atravesar el filtro bacteriológico.

En 1898, el holandés Martinus Beijerinck realizó experimentos más rigurosos, que demostraron que el agente del mosaico del tabaco pasaba a través de filtros de porcelana y era capaz de multiplicarse en los tejidos de las plantas infectadas, lo cual descartaba la posibilidad de que se tratara de una toxina. Beijerinck denominó *contagium vivum fluidum* al agente del mosaico del tabaco. Para Beijerinck era de gran importancia establecer si el virus era disuelto o corpuscular. Apoyándose en la observación de que el virus era capaz de atravesar filtros a prueba de bacterias, Beijerinck concluyó que debía tratarse de una sustancia disuelta o soluble y, por lo tanto, *de naturaleza molecular, quizá soluble en agua y capaz de replicarse, pero solamente cuando se encontraba incorporada al protoplasma de la célula viva infectada.*

Antes del siglo XX, la naturaleza científica de los *virus* se sustentó en conceptos negativos:

- No pueden ser vistos a través del microscopio.

- No pueden ser cultivados en medios para bacterias.
- No pueden ser retenidos por los filtros a prueba de bacterias.

Peyton Rous descubrió en 1911 que algunos tumores sólidos, conocidos como sarcomas de los pollos, podían ser transmitidos a los pollos sanos por medio de un filtrado obtenido a partir de células tumorales.

El término de *virus,* en su concepto moderno, fue acuñado por vez primera por el microbiólogo holandés Martinus Beijerinck, quien había utilizado los métodos de Ivanovski. Poco después, los microbiólogos alemanes Frederick Loeffler y Paul Frosch descubrieron que la fiebre aftosa del ganado es también producida por un virus filtrable que actúa como agente infeccioso. El primer virus humano identificado fue el virus de la fiebre amarilla.

A principios del siglo XX el inglés Frederick Twort descubrió que también las bacterias pueden ser infectadas por virus. Félix d'Herelle, que trabajaba de manera independiente, mostró que un preparado viral origina áreas muertas en cultivos celulares realizados sobre cultivos con agar.

Al contar las áreas muertas, pudo estimar el número original de virus en la suspensión.

En 1915 Frederick Twort publicó un artículo en la revista médica *The Lancet,* en el cual describió el fenómeno observado en ciertos cultivos de micrococos bacterianos que después de incubaciones prolongadas desarrollaban regiones transparentes, las cuales a través del microscopio mostraban la ausencia de células bacterianas y la presencia de minúsculos gránulos cristalinos. El material cristalino podía ser pasado por filtros de porcelana y una gota de ese filtrado era suficiente para lisar un nuevo cultivo de micrococos.

En 1917 Félix d'Herelle observó un fenómeno similar en cultivos del bacilo de la disentería y demostró que era posible usar cultivos de este bacilo empleando filtrados obtenidos a partir de heces fecales.

Félix d'Herelle optó inmediatamente por la explicación de que era un virus la causa de este fenómeno y, debido a que el supuesto virus era incapaz de multiplicarse, excepto a expensas de bacterias vivas, decidió llamarlo *bacteriófago* (devorador de bacterias).

En la década de 1930, con el uso de filtros de tamaño de poro inferior, las técnicas de cultivo celular *in vitro* que permiten la obtención de una gran cantidad de estos agentes, la ultracentrifugación y, finalmente, el microscopio electrónico y la difracción de rayos X, se logró visualizar a los virus (figura 1-1).

La primera purificación de un virus la logró Max Schlesinger en 1933 mediante la técnica de centrifugación diferencial, la cual se basa en el hecho de que en un tubo de ensayo sometido a la acción de una fuerza centrífuga las partículas más pesadas se sedimentan a menor velocidad que las partículas ligeras. De esta manera es posible separar los fagos de los restos de las células bacterianas. El análi-

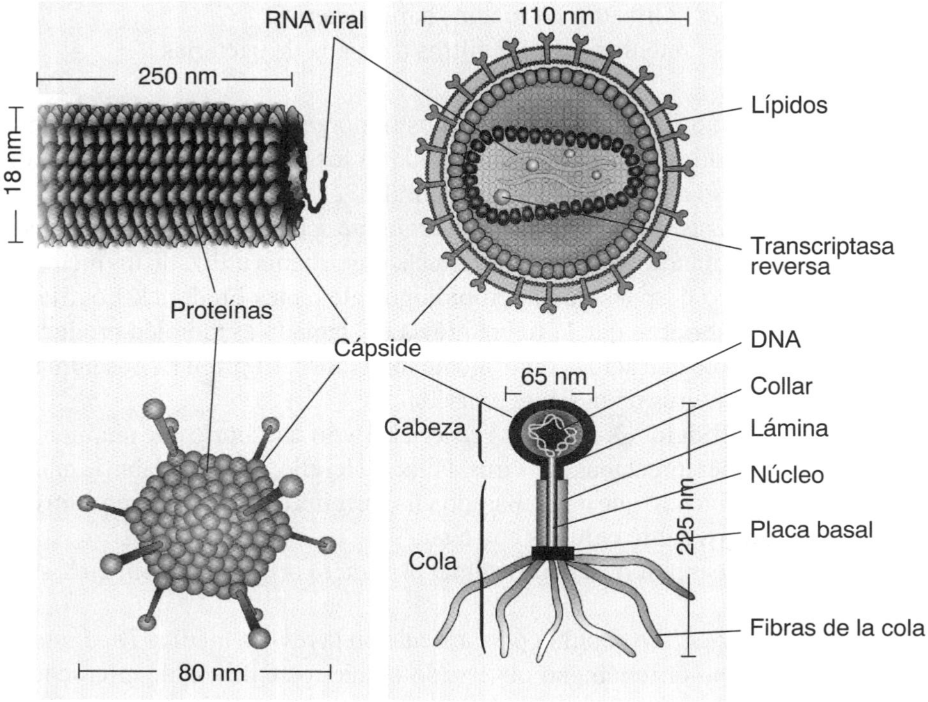

Figura 1-1. Esquema de la morfología de cuatro tipos de virus. En todos los casos se forman de un ácido nucleico, que puede ser DNA o RNA recubierto de la cápside proteica.

sis químico de los fagos purificados demostró que están compuestos de proteínas y ácidos nucleicos en proporciones casi iguales.

En 1935 Wendell Stanley cristalizó el virus del mosaico del tabaco y descubrió que está compuesto en su mayor parte de proteínas. Poco tiempo después, el virus fue separado en proteínas y ácidos nucleicos.

En 1939 Max Delbrück y El Ellis demostraron que, en contraste con los organismos celulares, los bacteriófagos se reproducen en "un paso", en lugar de hacerlo exponencialmente.

El problema más importante para el estudio científico de los virus fue la incapacidad de cultivarlos en medios de cultivo estériles, tal como se hace con los microorganismos celulares. Esta limitación requiere que los virólogos médicos infecten animales vivos, lo cual es peligroso. El primer avance se produjo en 1931, cuando William Ernest Goodpasture demostró el crecimiento de virus de gripe y de otros virus en huevos de gallina fertilizados. Sin embargo, algunos virus no crecen en huevos y era necesaria una mayor flexibilidad técnica para el cultivo de los virus. La solución llegó en 1949 cuando John Franklin Enders, Thomas H. Weller y Frederick Chapman Robbins desarrollaron conjuntamente una técnica para reproducir el virus de la polio en cultivos de células vivas de animales. Sus métodos se extendieron y se aplicaron al crecimiento de virus y de otros agentes infecciosos que no crecen en medios de cultivo estéril, como los micoplasmas.

LOS VIRUS: COMPUESTOS DE MOLÉCULAS ORGÁNICAS

En 1944 Avery, MacLeod y McCarty informaron que el ácido desoxirribonucleico (DNA) obtenido a partir de neumococos S era el único factor capaz de transformar a los neumococos R y volverlos patogénicos. Fue en 1952 cuando Hershey y Chase demostraron que la información genética reside en los ácidos nucleicos. La proteína de la cubierta viral no es necesaria para producir la infección, debido a que no contiene la información genética; sin embargo, esta proteína es necesaria para proteger el ácido nucleico y para permitir la penetración del virus en las células. El experimento mencionado sirvió para demostrar que el ácido nucleico constituye el material genético. En 1956 Gierer y Schramm purificaron el ácido nucleico del virus del mosaico del tabaco (VMT) y demostraron que el RNA viral purificado podía ser infeccioso si no se tomaban las precauciones necesarias para protegerlo de ser inactivado por la acción de enzimas capaces de degradar ácido ribonucleico (ribonucleasas).

Al igual que todos los organismos, los virus pueden generar mutantes en el transcurso de su ciclo de crecimiento; estas mutaciones pueden afectar el tipo de infección viral en los organismos infectados, el rango de hospederos susceptibles de ser infectados por el virus e incluso las propiedades biológicas del virus. Un problema asociado con las mutaciones consiste en que varias de éstas pueden ser de tipo letal, porque bloquean totalmente la capacidad de replicación del virus y, por lo tanto, no pueden ser detectadas. Sin embargo, en 1963 Epstein e Yvonne Barr descubrieron un tipo muy particular de mutantes virales conocidos como "mutantes letales condicionales".

IMPORTANCIA BIOMÉDICA ACTUAL DE LOS VIRUS

Los avances en la técnicas científicas ha permitido que los numerosos virus puedan observarse por microscopia electrónica y se ha observado que las partículas virales no poseen organelos y ninguno tiene autonomía metabólica, y tampoco el ciclo vital de nacer, crecer, reproducirse y morir, por lo que han sido excluidos del concepto de células, que es la unidad anatómica y funcional de la vida. En otras palabras, no son seres vivos.

El término virus se derivó de la palabra latina *virus*, que significa "toxina" o "veneno", y actualmente debe ser conceptualizado como *una entidad biológica que para replicarse necesita una célula huésped.*

Cada partícula de virus recibe el nombre de *virión,* el cual es un agente potencialmente patógeno compuesto por una cápside de proteínas que envuelve al ácido nucleico, el cual puede ser ácido desoxirribonucleico o ácido ribonucleico, DNA o RNA.

La forma de la cápside puede ser sencilla, casi siempre de tipo helicoidal o icosaédrica (poliédrica o casi esférica), o compuesta, caracterizada por una cabeza y una cola (figura 1-1). Esta estructura puede, a su vez, estar rodeada por la envoltura vírica —una capa lipídica con diferentes proteínas—, dependiendo del tipo de virus.

En la actualidad se sabe que los virus presentan un ciclo biológico y siempre necesitan la maquinaria metabólica de la célula invadida para poder multiplicarse, ya que no cuentan con las proteínas, enzimas y organelos necesarios para la replicación de su material genético (DNA o RNA). Sin embargo, *todos los virus requieren para reproducirse penetrar en el interior de las células, donde logran producir muchas copias del virus original*, al igual que los virus cibernéticos, que se replican rápidamente.

En dicho proceso reside la capacidad destructora de los virus para los organismos vivos, ya invaden la célula hasta destruirla.

Los virus pueden infectar organismos constituidos por células con núcleo definido, o eucariotas (plantas, animales, hongos o protozoarios), y organismos con células anucleadas procariotas, usualmente bacterias (en cuyo caso se les llama bacteriófagos o fagos).

Algunos virus, como el VIH causante del síndrome de inmunodeficiencia adquirida (SIDA), necesitan enzimas poco usuales, como la transcriptasa reversa, por lo que los viriones de VIH presentan en su interior este tipo de proteínas especiales necesarias para su replicación.

La ciencia reconoce que los virus presentan un ciclo biológico de dos fases:

- Extracelular (metabólicamente inerte).
- Intracelular (reproductiva).

Las características definitorias de los virus se pueden agrupar en torno a tres cuestiones:

- Tamaño.
- Cristalización.
- Parásitos intracelulares obligados.

Tamaño

Los virus son estructuras extraordinariamente pequeñas, cuyo tamaño varía más o menos entre 20 y 300 nanómetros (nm). Por lo tanto, los virus sólo pueden ser observados bajo el microscopio electrónico.[2]

Cristalización

Los virus son cristalizables, como los demostró W. Stanley en 1935. Esto depende del hecho de que las partículas víricas tienen formas geométricas precisas y son idénticas entre sí, lo cual las separa de la irregularidad característica de los organismos vivos, las células o los orgánulos, y las acerca a las características de los minerales y de agregados de macromoléculas, como los ribosomas. Con un volumen y forma idénticos, las partículas víricas tienden a ordenarse en forma tridimensional regular y periódica; es decir, tienden a cristalizarse.

Parásitos intracelulares obligados

Los virus son parásitos intracelulares obligados. Desde el decenio de 1930 se sabe que los virus se componen principalmente de ácido nucleico y proteínas, las cuales forman la cápside, conocida también como envoltura proteica. Esto quiere decir que necesitan un hospedero, ya que en vida libre no sobreviven. Se sabe que los virus pueden vivir alrededor de 40 días sin que tengan algún hospedero en el cual reproducirse.

También se han encontrado virus que presentan lípidos, aunque éstos son tomados de la célula que infectan. Hasta ahora todos los virus conocidos presentan un solo tipo de ácido nucleico (sea DNA o RNA), el cual puede ser de una o de dos cadenas y puede ser segmentado. Para que el ácido nucleico pueda replicarse, necesita utilizar la maquinaria enzimática y estructural de una célula viva; por otra parte, sólo dentro de una célula viva los virus tienen las funciones de autoconservación, que junto con la reproducción, caracterizan a los seres vivos. Esta condición es la causa de que muchísimos virus sean gérmenes patógenos que parasitan plantas y animales, e incluso bacterias.

LOS ÁCIDOS NUCLEICOS DE LOS VIRUS

El ácido nucleico de un virus contiene la información específica y el potencial operacional para modificar la maquinaria de la célula infectada y dirigirla hacia la producción específica de los componentes de las nuevas partículas virales.

[2] Con un poder de resolución cercano a un millón de aumentos.

Los ácidos nucleicos son macromoléculas constituidas por cadenas de nucleótidos, los cuales a su vez están constituidos por una base nitrogenada relacionada con un azúcar del grupo de las pentosas y con uno o más grupos de fosfatos. La base nitrogenada puede derivarse de la purina o de la pirimidina. Las dos bases púricas más importantes son la adenina y la guanina. Las tres bases pirimídicas más importantes son la citosina, el uracilo y la timina. En un ribonucleótido el azúcar presente es la ribosa, mientras que en un desoxirribonucleótido el azúcar presente es la desoxirribosa. Los nucleósidos son análogos a los nucleótidos, pero carecen de grupos fosfato.

Los ácidos nucleicos pueden existir en forma de cadena sencilla o de cadena doble. Las bases nitrogenadas presentes en una cadena pueden aparearse con las bases de la cadena opuesta por medio de un tipo de enlace químico conocido como puente de hidrógeno. Las características químicas y estructurales de las bases nitrogenadas hacen que el apareamiento ocurra entre la guanina y la citosina, y entre la adenina y la timina o el uracilo. En general, el ácido ribonucleico (RNA) es de cadena sencilla, aunque también puede existir en forma de cadena doble. Las bases normalmente presentes en el RNA son la adenina, la citosina, la guanina y el uracilo. El ácido desoxirribonucleico casi siempre existe en forma de cadena doble, lo cual le confiere su famosa estructura en doble hélice, descrita en 1953 por Watson y Crick. Normalmente el DNA contiene las bases adenina, guanina, citosina y timina.

Los ácidos nucleicos de cadena doble, como el DNA, pueden ser desnaturalizados; es decir, sus cadenas pueden ser separadas mediante un tratamiento con álcali o al elevar la temperatura, pues los puentes de hidrógeno son rotos por el calor y el pH elevado (alcalino). Si una molécula de DNA es sometida a desnaturalización térmica, las cadenas complementarias tienden a separarse conforme se eleva la temperatura. Sin embargo, estas cadenas tenderán a aparearse de nuevo, tan pronto la temperatura descienda. Cuando a esta mezcla de reacción se le añade una molécula de RNA, cuya secuencia es complementaria a cualquiera de las cadenas del DNA desnaturalizado, es posible obtener híbridos DNA–RNA.

Existen cuatro posibles tipos de ácidos nucleicos virales:

- DNA de cadena sencilla.
- DNA de cadena doble.
- RNA de cadena sencilla.
- RNA de cadena doble.

Los virus que contienen cualquiera de estos tipos de ácido nucleico pueden ser encontrados tanto entre los fagos como entre los virus que infectan a plantas y animales. El DNA de algunos bacteriófagos se caracteriza por contener bases raras que sustituyen alguna o algunas de las bases normalmente presentes en el

DNA. Por ejemplo, el fago PBSl tiene uracilo (normalmente presente en el RNA) en lugar de timina, mientras que los fagos T2, T4 y T6 tienen en su DNA hidroximetilcitosina en lugar de citosina. La presencia de estas bases raras permite distinguir con relativa facilidad el ácido nucleico viral del correspondiente a la célula hospedera.

Cuando el DNA es desnaturalizado de algunos virus, como los adenovirus, se observa que cada una de las cadenas de DNA es capaz de formar un círculo por separado. Esto implica que las secuencias de nucleótidos presentes en ambos extremos de cada cadena son complementarias y, por lo tanto, deben tener la misma secuencia, pero repetida en sentido inverso. A este tipo de secuencias se les conoce como repeticiones invertidas. Algunos virus contienen ácido nucleico que está circularizado en forma natural. Este tipo de ácido nucleico es insensible a la acción degradante de las enzimas, como la exonucleasa III, que tienen la capacidad de digerir moléculas de ácido nucleico que poseen un extremo libre, lo cual no ocurre en las moléculas circulares.

La secuencia de los nucleótidos presentes en las cadenas o bandas de los ácidos nucleicos constituye la base del código genético. Cada codón (o letra del código) está definido por una tripleta de nucleótidos que, a través del proceso conocido como traducción, es interpretada como una letra que corresponde a uno de los 20 aminoácidos diferentes que constituyen las proteínas. En términos generales, la secuencia de codones que constituyen un gen codifican la secuencia de aminoácidos que constituyen una proteína en particular.

2

Los virus: ¿un error o un acierto en la evolución?

INTRODUCCIÓN

Las ciencias biológicas debaten si los virus son organismos vivos o no lo son. Algunos consideran que no están vivos, puesto que no cumplen con los criterios de definición de vida; por ejemplo, a diferencia de la mayoría de los organismos, los virus no están formados por una o varias células; sin embargo, tienen genes y evolucionan por selección natural. Actualmente, la ciencia reconoce a los virus como microorganismos simples ubicados en la frontera entre la vida y lo inerte.

La definición de los virus es un concepto que continua evolucionando y, aunque suelen ser considerados como "organismos en el borde de la vida", en general se considera que no están vivos, pero aún no se llega a un acuerdo unánime.

ANALOGÍA DE LOS VIRUS CON LOS SERES VIVOS

Los virus se asemejan a otros organismos en que poseen genes y pueden evolucionar por selección natural. Se pueden reproducir mediante la creación de múltiples copias de sí mismos a través de autoensamblaje, pero los virus no tienen una estructura celular, considerada generalmente como la unidad básica de la vida. Además, aunque se reproducen, no tienen metabolismo y requieren una célula extraña para replicarse y sintetizar nuevos virus. No obstante, algunas especies bacterianas, como *Rickettsia* y *Chlamydia*, se consideran organismos vivos a pesar de que no son capaces de reproducirse fuera de una célula huésped.

Un posible criterio consiste en considerar seres vivos a los que usan la división celular para reproducirse, en comparación con los virus que se ensamblan espontáneamente. Esto establece la analogía entre el autoensamblado viral dentro de las células hospederas y el crecimiento autónomo de los cristales. Sin embargo, el autoensamblado de los virus tiene implicaciones para el estudio del origen de la vida, ya que da credibilidad a la hipótesis de que la vida podría haber comenzado mediante el autoensamblado de las moléculas orgánicas.[3]

EL ORIGEN DE LOS VIRUS

Existen dos principales teorías que tratan de explicar el origen de los virus:

- Involución biológica.
- Genes vagabundos.

La primera teoría propone que los virus son consecuencia de la degeneración de microorganismos (bacterias, protozoarios y hongos) que alguna vez fueron parásitos obligatorios de otras células, a tal grado que se convirtieron en parásitos intracelulares y perdieron paulatinamente todos los componentes necesarios para desarrollar un ciclo de vida libre independiente de la célula hospedera. Sin embargo, el hecho de que la organización de los virus es de tipo no celular, es un importante argumento en contra de esta teoría, ya que las cápsides virales son análogas —desde el punto de vista morfogenético— a los organelos celulares constituidos por subunidades de proteína, como flagelos y filamentos que forman el citoesqueleto, y no son parecidas a las membranas celulares. Por otra parte, las envolturas de los virus no muestran similitudes arquitectónicas con las membranas celulares y la presencia de dicha arquitectura se debe a que la envoltura viral fue adquirida como consecuencia de la protrusión o brote de la partícula viral a través de la membrana celular.

La segunda teoría propone que los virus son el equivalente a genes vagabundos, cuya existencia está demostrada en los seres vivos. Por ejemplo, es probable que algunos fragmentos de ácido nucleico hayan sido transferidos en forma fortuita a una célula perteneciente a una especie diferente a la que pertenecen dichos fragmentos, los cuales en lugar de haber sido degradados (como ocurre generalmente), por causas desconocidas podrían sobrevivir y multiplicarse en la nueva célula hospedera.

Los viroides se caracterizan porque producen diversas enfermedades en las plantas. Ha sido posible determinar la secuencia de nucleótidos en el RNA de

3. Si se considera que los virus están vivos, la cuestión se podría ampliar para discutir si las partículas infecciosas más pequeñas, como los viroides y priones, están vivas.

ciertos viroides, como el PSTV. Los estudios de hibridación de ácidos nucleicos han demostrado que al menos 60% de la secuencia de nucleótidos del PSTV está presente también en el genoma de las plantas que son usualmente infectadas por este viroide. Lo anterior indica que los viroides representan ejemplos de genes vagabundos que se originaron a partir del genoma de ciertas plantas.

El reciente descubrimiento de que los oncogenes retrovirales son casi idénticos a ciertos genes normalmente presentes en las células eucarióticas (protooncogenes) ha permitido establecer que los virus son capaces de incorporar en sus genomas secuencias de nucleótidos presentes en la célula hospedera. Estas secuencias adquiridas por el retrovirus pueden ser introducidas por el propio virus en otra célula perteneciente a una estirpe diferente.

Es poco probable que todos los virus conocidos se hayan derivado del mismo progenitor ancestral. Es más probable que los diferentes tipos de virus hayan surgido en diferentes ocasiones por medio de cualquiera de los mecanismos invocados por las teorías mencionadas. Sin embargo, una vez que se forma un virus en particular, estará sujeto a presiones evolutivas al igual que los organismos procarióticos y eucarióticos. Un proceso que contribuye a la evolución viral es la recombinación entre dos diferentes tipos de virus. Se cree que los virus coevolucionan con sus organismos hospederos, quizá debido a que los virus son parásitos intracelulares especiedependiente y especieespecíficos; por ejemplo, el virus del papiloma humano (VPH) sólo infecta al ser humano y no a otros seres vivos; por lo tanto, requieren la supervivencia del hospedero para poder asegurar su propia supervivencia.

EVOLUCIÓN VIRAL

Temin postuló en 1969 que los virus quizá eran el resultado de la evolución de estas formas acelulares: los virus de DNA procedían de provirus y plásmidos, y los de RNA, de los viroides. La cápside de los virus sería un logro evolutivo mediante el cual el material genético se vería protegido en su desplazamiento de una célula a otra y garantizaría el éxito de la infección. Por otra parte, las formas acelulares quizá nacieron en el seno del medio celular, cuando unos determinados genes lograron autonomía respecto al funcionamiento del genoma celular; de esta manera, el origen de los virus no estaría ligado por fuerza a los episodios que acompañan a la aparición de la vida sobre la tierra.

Pero también podría hablarse de un proceso inverso: una pérdida de la cápside reduciría las unidades autónomas de replicación-transcripción-traducción a la condición de provirus, plásmidos o viroides.

La posición de los virus como frontera entre lo vivo y lo inerte plantea entre los científicos el problema de su origen. El origen de los virus modernos no es del todo claro; quizá un único mecanismo no pueda responder a esta cuestión. Como los virus no se fosilizan, las técnicas moleculares son los métodos más utilizados para hipotetizar su origen. Hoy en día existen dos principales hipótesis:

- Los virus serían los primeros seres, en la historia de la evolución de lo inerte a lo vivo, que logran reunir con eficacia las funciones de replicación, transcripción y traducción. Serían, pues, los organismos menos evolucionados.
- El hecho de que los virus sólo puedan realizar parcialmente esas tres funciones vitales en el interior de células vivas lleva a pensar que los virus no pudieron existir antes de que aparecieran las primeras células, por muy simples que éstas fueran.

Los virus con unos pocos genes podrían ser partes de ácido nucleico procedentes del genoma de un organismo vivo. Su material genético podría haberse derivado de elementos genéticos transferibles, tales como plásmidos o transposones, que pueden entrar y salir de los genomas. Nuevos virus podrían surgir en cualquier momento, por lo que no siempre tendrían antepasados.

Los virus con genomas más grandes, como los poxvirus, quizá una vez fueron pequeñas células que parasitaron células más grandes. Con el tiempo, pudieron haber perdido los genes no requeridos para su estilo de vida parasitaria en un proceso de simplificación conocido como evolución retrógrada. Las bacterias *Rickettsia* y *Chlamydia* son células vivas que, al igual que los virus, sólo se pueden reproducir dentro de una célula huésped. El estilo de vida parasitaria de estos organismos les ha ocasionado una pérdida de genes que en el pasado les habrían permitido sobrevivir fuera de la célula huésped. Estos ejemplos prestan credibilidad a la hipótesis de la simplificación evolutiva.

FORMAS ACELULARES

El descubrimiento de otras formas acelulares ha aportado nuevas luces al origen de los virus, pero no ha servido para solucionar la disyuntiva evolutiva planteada. Las otras formas acelulares son:

- Los provirus.
- Los plásmidos.
- Los viroides.
- Los priones.

La muy citada frase: "un virus es un virus",[4] atribuida a André Lwoff, a la vez que carece de significado también testifica la dificultad de explicar o definir al virus. Esta dificultad se deriva del problema de reconciliar las propiedades biológicas mostradas por los virus. Los virus, incluidos los viroides y los priones, representan las entidades biológicas más pequeñas con capacidad de autorreplicación. Con frecuencia se les confunde con las bacterias, debido a que ambos tipos de organismos son capaces de causar enfermedades infecciosas; sin embargo, es fácil distinguirlos de las bacterias, porque los virus sólo contienen un tipo de ácido nucleico y son incapaces de multiplicarse cuando están afuera de una célula viva, además de que no son afectados por los antibióticos que matan a las bacterias.[5]

TAXONOMÍA VIRAL

La clasificación de los virus presenta serios problemas. Por una parte, el registro fósil de los virus es prácticamente inexistente, lo cual impide que puedan ser agrupados de acuerdo con su desarrollo evolutivo. Una situación similar ocurre con las bacterias, las cuales son clasificadas a partir de una arbitraria selección de características morfológicas y fisiológicas. Sin embargo, este método jerárquico y no filogenético para clasificar bacterias ha sido aceptado por los microbiólogos acostumbrados a consultar el *Bergey's Manual of determinative bacteriology,* considerado la autoridad definitiva sobre el tema. Los intentos por aplicar el sistema de clasificación de Bergey, basado en binomiales latinizados, a la clasificación de los virus han dado resultados poco satisfactorios, debido a que el criterio de clasificación se basa en los efectos causados por el virus en el hospedero en lugar de basarse en las propiedades intrínsecas del virus. La mayoría de los nombres de los virus se derivan de las características clínicas, patológicas y epidemiológicas asociadas con las infecciones virales. Algunos ejemplos son el virus de la dermatitis pustular contagiosa, que pertenece al grupo de los poxvirus. Algunos virus han sido nombrados de acuerdo con la localidad geográfica donde fueron aislados por primera vez, como el virus de Sendai. Otros virus llevan el nombre de sus descubridores, como el virus de Epstein-Barr, y algunos más son conocidos solamente en la versión abreviada de su nombre original; así, "reovirus" corresponde a *respiratory enteric orphan virus,* y "arbovirus" corresponde a *arthropod-borne virus.*

El método más extendido y aceptado para clasificar los virus agrupa a estos agentes de acuerdo con el tipo de hospedero que infectan: bacterias, hongos, plantas, invertebrados (particularmente insectos), animales y humanos.

---

4. Con lógica similar a la frase acuñada por Gilberto Sánchez Alcaraz, de Talpa, Jalisco,: "Lo bueno es bueno y lo malo es malo".

5. Los virus se controlan con antivirales, no con antibióticos.

Los virus pueden ser subdivididos de acuerdo con un particular nivel de interés en ellos. El uso de un sistema taxonómico racional basado en principios de estructura y formación molecular ha sido promovido en años recientes por el *International Committee for Taxonomy of Viruses* (Comité Internacional de Taxonomía de los Virus, o ICTV).

Considerando lo anterior, es posible citar algunas de las múltiples definiciones de virus producidas a lo largo del tiempo. Por ejemplo, en 1957 André Lwoff propuso que un virus es: "una entidad estrictamente intracelular y potencialmente patógena que se caracteriza por tener una fase infecciosa, poseer solamente un tipo de ácido nucleico, multiplicarse en la misma forma que su material genético, incapaz de crecer o dividirse en forma binaria, y carecer de un sistema productor de energía metabólica". De acuerdo con esta definición, el virus es fundamentalmente de naturaleza no celular y depende por completo del metabolismo de la célula hospedera, además de que en cierto estadio del ciclo replicativo el material viral se reduce exclusivamente al ácido nucleico.

La definición propuesta por Salvatore Luna en 1959 dice lo siguiente: "Los virus son elementos de material genético que pueden determinar en las células donde se reproducen la biosíntesis de un sistema que constituye un aparato específico para permitir la propia transferencia del virus hacia otras células".

Esta definición recalca la independencia del genoma viral con respecto al genoma del hospedero, así como la capacidad reproductiva de dicho genoma viral y su especialización que le permite ser transferido de una célula a otra.

Luna y Darnell propusieron otra definición en 1967: "Los virus son entidades cuyos genomas son elementos de ácido nucleico que se replican dentro de las células vivas, para lo cual utilizan la maquinaria sintética de la propia célula hospedera y provocan la síntesis de elementos especializados que pueden transferir el genoma viral hacia otras células".

En 1975 Renato Dulbecco expresó que: "un virus es un parásito intracelular obligatorio que puede ser considerado como un bloque de material genético (sea DNA o RNA) capaz de replicarse en forma autónoma, que está rodeado por una cubierta de proteína y en ocasiones también por una envoltura membranosa que lo protege del medio y sirve como vehículo para la transmisión del virus de una célula a otra".

CLASIFICACIÓN DE LOS VIRUS

Los virus se clasifican en tres grupos de virus de acuerdo con el tipo de células que infecten. En cada grupo se citan los ejemplos más destacados y sus otras características definitorias.

Virus que infectan células animales

El primer virus descrito fue el de la fiebre aftosa, por parte de Loeffler y Frosch, a finales del siglo XIX. La mayoría de ellos tienen envoltura lipoproteica:

Entre los virus con RNA monocatenario se pueden citar los de la rabia, el sarampión, la gripe y la rubéola.

Los retrovirus contienen RNA monocatenario y la enzima transcriptasa inversa. Al infectar la célula, transcriben el RNA en una molécula de DNA bicatenario que se une al DNA celular. En este grupo se incluyen el virus del SIDA y algunos virus oncogénicos.

Entre los virus con DNA bicatenario se puede citar el grupo de los herpes virus, como los del herpes I y II, y de la hepatitis.

Hay también virus de células animales icosaédricos sin envoltura lipoproteica.

El virus de la polio humana tiene RNA monocatenario.

La mayoría de los reovirus (con RNA bicatenario) infectan células animales.

Los virus que contienen DNA bicatenario suelen ser poco virulentos, como los adenovirus (causantes de enfermedades respiratorias) y los papilomavirus (que ocasionan verrugas).[6]

Virus que infectan bacterias

Fueron descubiertos de manera independiente en 1915 por Frederick Twort, bacteriólogo británico, y en 1917 por Felix D'Herelle en Canadá. La mayoría son virus complejos y contienen DNA bicatenario. Hay también bacteriófagos que no responden al tipo común, como los *Corticoviridae* —icosaédricos— o los *Leviviridae* —con RNA monocatenario—, y los bacteriófagos con envoltura lipoproteica (figura 2-1).

Virus que infectan células vegetales

Son los primeros que se descubrieron, como el virus del mosaico del tabaco, por parte de Ivanovski en 1892). La mayor parte de ellos contienen RNA monocatenario y cápside helicoidal, y carecen de envoltura lipoproteica. Algunos reovirus (virus con RNA bicatenario, icosaédricos y sin envoltura lipoproteica) producen tumores en las heridas de las plantas. En este grupo también hay virus con DNA y cápside icosaédrica, como el del estriado del maíz o el del mosaico de la coliflor.

6. El virus del papiloma humano (VPH) puede ocasionar cáncer cervicouterino y cáncer de próstata. Se transmite por contacto sexual.

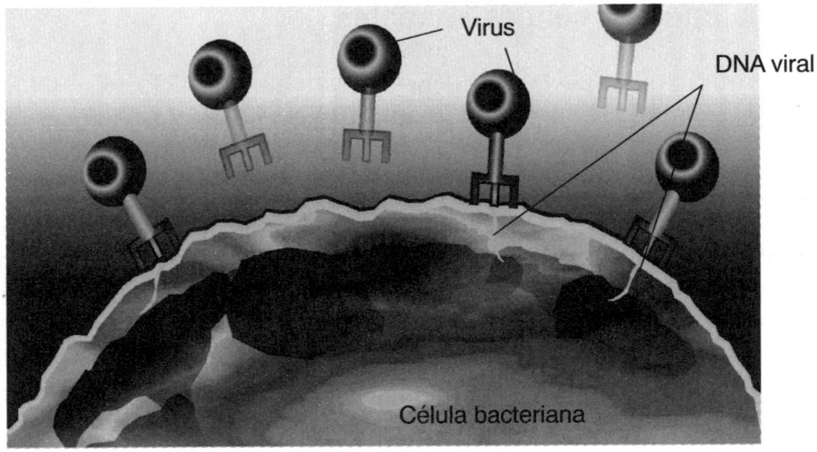

Figura 2-1. Esquema de virus bacteriófagos infectando una bacteria. Las flechas señalan el material genético viral (DNA) que está siendo inyectado por el virus dentro de la bacteria.

TAXONOMÍA INTERNACIONAL DE LOS VIRUS

Desde el punto de vista taxonómico se consideran tres clasificaciones: la del *International Committee for Taxonomy of Viruses* (ICTV), la de Baltimore y la funcional.

Clasificación del ICTV

El ICTV intenta conseguir una clasificación universal que pueda funcionar para clasificar los virus, regulando la descripción formal de las nuevas cepas y ordenando su ubicación dentro del esquema clasificatorio. Se intenta que las reglas de nomenclatura y clasificación sean lo más semejante posible al estándar tradicional de la clasificación de los organismos y utilicen algunas de sus categorías y sufijos que indican el rango taxonómico, con letras cursivas en los nombres de los taxones:

- Orden (-virales).
- Familia (-viridae).
- Subfamilia (-virinae).
- Género (-virus).
- Especie (-virus).

Los nombres de los taxones de mayor categoría se escriben en cursiva, como en el Código Internacional de Nomenclatura Botánica (pero no zoológica). Los nombres de especie siguen una regla sistemática, pues se nombran en la lengua vernácula con el nombre de la enfermedad y la palabra que significa virus. Por ejemplo, virus de la inmunodeficiencia humana (VIH). El reconocimiento de órdenes se produjo tardíamente; hasta el momento sólo hay cinco designados, de manera que la mayoría de las 80 familias todavía no han sido adscritas a ninguno.

La lista del ICTV contiene unos 5 000 tipos de virus, agrupados en unas 2 000 especies (figura 2-2).

Clasificación de Baltimore

La clasificación de Baltimore distribuye los virus en siete grupos fundamentales en función de la base química del genoma y del mecanismo de producción de RNAm (figura 2-3). Todos los virus deben generar cadenas positivas de RNA a partir de sus genomas para producir proteínas y replicarse a sí mismos, pero se utilizan distintos mecanismos en cada uno de los siete grupos:

Grupo I: virus DNA bicatenario, o virus dsDNA

Los virus de DNA de cadena doble entran en la célula (independientemente del mecanismo de infección), donde las RNA polimerasas no distinguen el genoma celular del genoma vírico, y forman RNAm, que se traduce en los ribosomas y da lugar a las proteínas de la cápside, y a veces a enzimas replicativas. Son los virus más simples y como ejemplo pueden citarse los fagos de la serie T par, que fueron los primeros que se descubrieron.

Grupo II: virus DNA monocatenario, o virus ssDNA

Su material genético es DNA de una cadena de carácter positivo. Puesto que es de polaridad positiva, necesita una cadena negativa para poder transcribir; así, al entrar en la célula, la DNA polimerasa hace un DNA bicatenario que sirve para sintetizar un RNAm que lleva la información necesaria para fabricar capsómeros y enzimas replicativos.

Grupo III: virus RNA bicatenario, o virus dsRNA

Los virus de RNA bicatenario llevan como parte del virión una transcriptasa viral que es una RNA polimerasa dependiente del RNA que utiliza para fabricar el

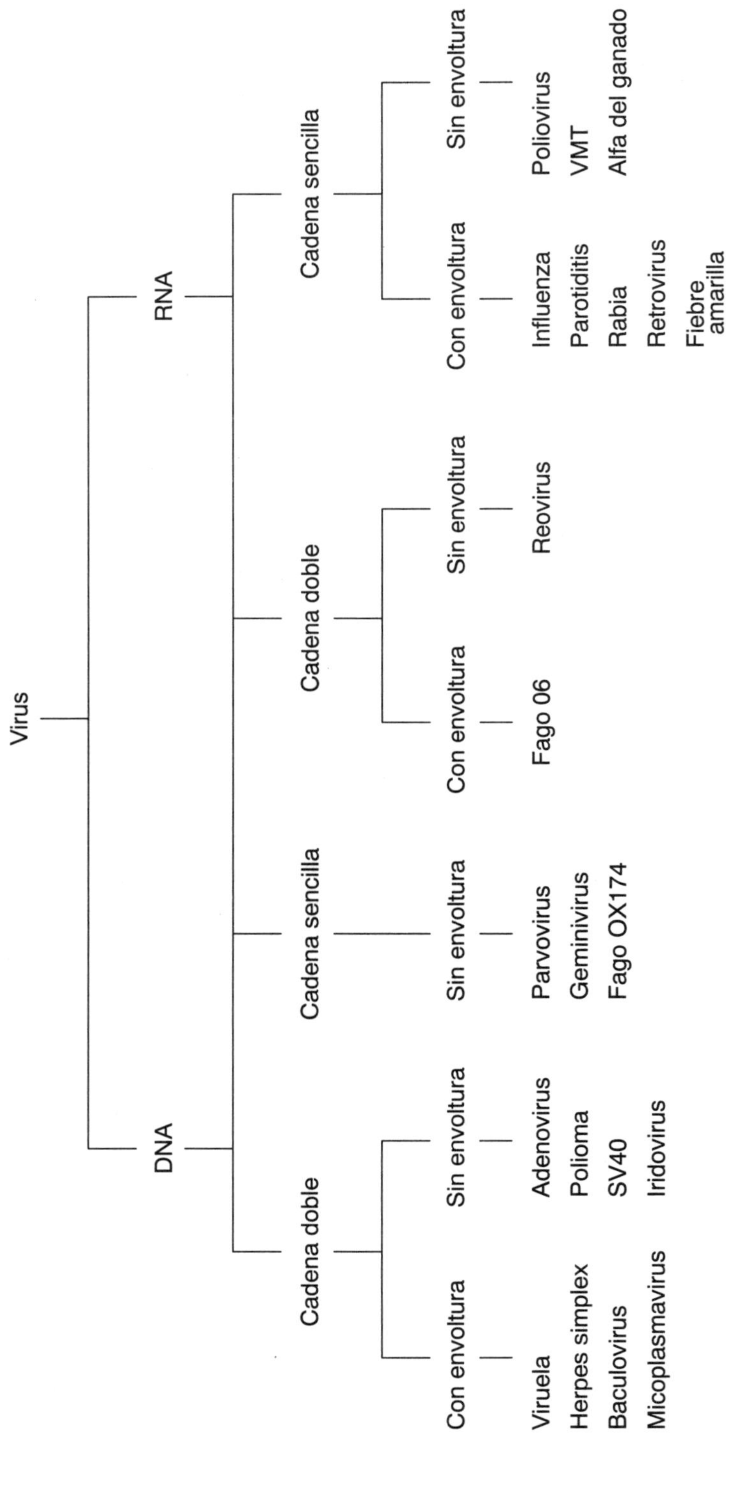

Figura 2-2. Esquema de la clasificación texonómica de los virus establecido por el ICTV.

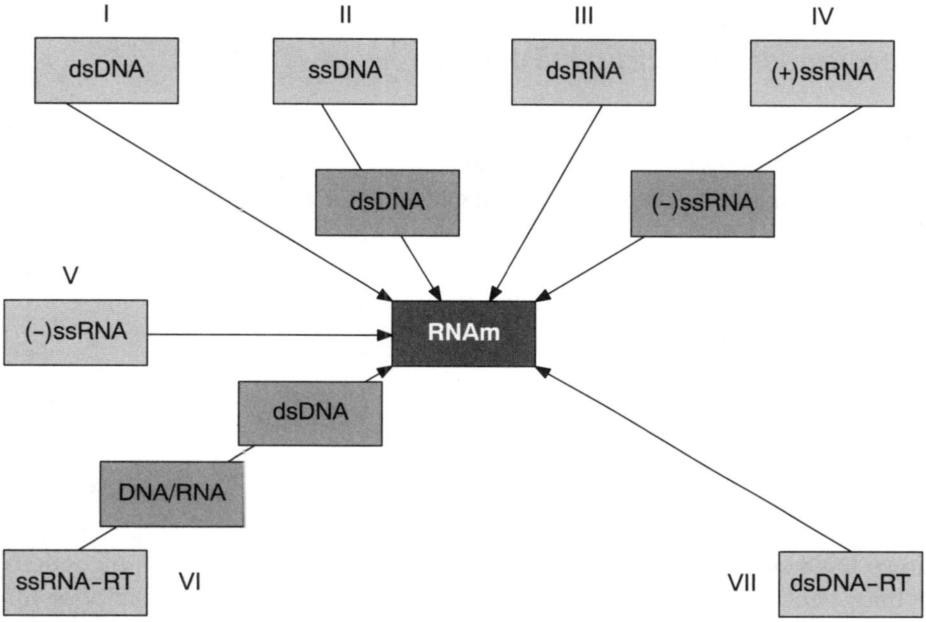

Figura 2-3. Clasificación de Baltimore y obtención del RNAm a partir del genoma del virus.

RNAm a partir de la hebra negativa del RNA bicatenario. Además de ser una enzima, es una proteína estructural, ya que forma parte de la cápside, por lo que sólo se replica si en la célula entra la cápside junto con el genoma vírico.

Grupo IV: virus RNA monocatenario positivo, o virus (+)ssRNA

Son virus de RNA monocatenario cuyo genoma tiene naturaleza de RNAm. Son virus simples.

Grupo V: virus RNA monocatenario negativo, o virus (-)ssRNA

Son virus de RNA monocatenario con polaridad de antimensajero. Poseen una RNA polimerasa dependiente de RNA de una cadena. Así, dentro de la célula infectada forman el RNA complementario a su genoma que actúa de RNAm.

Grupo VI: virus RNA monocatenario retrotranscrito, o virus ssRNA-RT

Son virus de RNA cuyo genoma podría actuar como mensajero, aunque no lo hace *in vivo*. Poseen una transcriptasa inversa que de un genoma RNA transcribe una molécula de DNA, primero de una cadena y luego de dos. Posteriormente, con el uso de enzimas celulares, se elabora un RNA mensajero. Estos virus son capaces de alcanzar el núcleo de las células e insertarse en los cromosomas de las células que infectan; son los llamados retrovirus, como el virus del SIDA.

Grupo VII: virus DNA bicatenario retrotranscrito, o virus dsDNA-RT

Es el grupo más recientemente descubierto y descrito. Tiene un genoma de DNA bicatenario que se expresa formando un RNA mensajero, que se traduce como el grupo I. No obstante, en el momento de la encapsidación, es el RNA mensajero el que se encapsida. Éste, por retrotranscripción a partir de una transcriptasa inversa en el interior del virión, forma de nuevo una molécula de DNA, primero monocatenaria y después bicatenaria, que se convierte en el genoma del virus. Las familias *Hepadnaviridae* y *Caulimoviridae* son ejemplos claros.

Clasificación funcional

Los virus muestran una gran diversidad en su morfología: la estructura de sus ácidos nucleicos, el modo de infección, la regulación y el desarrollo.

En los virus con morfología icosaédrica la cubierta de proteína es conocida como la cápside, que a su vez está compuesta de unidades morfológicas o capsómeras. La cápside rodea un centro compuesto de ácido nucleico y proteínas, y la cápside y el centro forman en conjunto la nucleocápside. Algunos ejemplos de virus icosaédricos son el virus de la poliomielitis y el bacteriófago phi XI74.

En los virus que tienen el aspecto de bastones o cilindros, el ácido nucleico está rodeado por una cápside cilíndrica cuya estructura helicoidal puede ser resuelta bajo el microscopio electrónico.

En los virus complejos, la nucleocápside está rodeada por una laxa envoltura membranosa. Dichos viriones tienen una forma relativamente esférica, pero son muy pleomórficos, debido a que la envoltura no es rígida; ejemplos de ellos son:

- Los virus icosaédricos con envoltura son los herpesvirus.
- En los virus helicoidales con envoltura, como el virus de la influenza, la nucleocápside está enrollada dentro de la envoltura.

- Existen viriones cuya estructura es todavía más compleja, como el caso del virus de la viruela, donde no es posible identificar una sola cápside, puesto que este tipo de virus tiene varias cubiertas alrededor del ácido nucleico.

Los virus también se dividen en grupos de acuerdo con el modo en que llevan a cabo la síntesis del RNA mensajero (RNAm) que dará origen a las proteínas virales. De acuerdo con esta clasificación, todo RNAm es designado como positivo (+) RNA y las cadenas de DNA o de RNA, o de ambos, que son complementarias en la secuencia de nucleótidos a la del RNAm son denominadas negativas (-). Las cadenas de nucleótidos cuya secuencia no es complementaria a la del RNAm son denominadas también como positivas (+). Con base en esta terminología es posible distinguir seis clases de virus:

- **Clase I:** está constituida por todos los virus que tienen un genoma formado por DNA de cadena doble. En esta clase no se aplica la designación +/-, pues diferentes especies de RNAm se originan a partir de diferentes segmentos de ambas cadenas del DNA viral.
- **Clase II:** consta de virus con genoma constituido por DNA (+) de cadena sencilla, cuya secuencia es exactamente la misma que en el RNAm. En esta clase de virus, el DNA del genoma debe ser temporalmente convertido a la forma de cadena doble antes de que ocurra la transcripción del DNA en RNAm.
- **Clase III:** está compuesta por virus cuyo genoma es RNA de cadena doble. Todos los virus conocidos que forman parte de este grupo tienen genomas segmentados, pero el RNAm es sintetizado solamente a partir de una de las cadenas de RNA presentes en cada fragmento.
- **Clase IV:** está representada por los virus con RNA (+) de cadena sencilla, cuya secuencia es la misma del RNAm. En estos virus, la síntesis de una cadena complementaria al RNA original precede la síntesis del RNA viral.
- **Clase V:** está formada por los virus que poseen un genoma de RNA (-) de cadena sencilla, el cual es complementario en su secuencia de bases al RNAm.
- **Clase VI:** consta de virus que poseen un genoma de RNA de cadena sencilla y producen un DNA intermediario durante el proceso de replicación. En algunos miembros de esta clase el RNA del genoma y el RNAm tienen la misma secuencia.

3

¿Por qué mutan los virus?

INTRODUCCIÓN

Los virus existen como subtipos o de virus de la misma especie, pero con secuencias genómicas ligeramente diferentes. Dichos subtipos son el objetivo primario de la selección natural. Los virus RNA son mucho más propensos a mutar que los virus DNA. El mecanismo mediante el cual una molécula de DNA es duplicada (replicada) *in vivo* es el mismo, independientemente del origen viral o celular del DNA.

A primera vista, la replicación del DNA parece un proceso sencillo: una enzima polimerasa se mueve a lo largo de la molécula de DNA y produce dos cadenas hijas a partir del molde constituido por las cadenas de la molécula madre.

Este modelo de replicación implica que en cada una de las moléculas hijas existe una cadena derivada de la molécula original y otra cadena formada por DNA recién sintetizado; es decir, la replicación del DNA es de tipo semiconservativo; este hecho fue demostrado por Meselson y Stahl.

Los virus están diseminados en todos los seres vivos y ningún organismo conocido hasta la fecha se encuentra libre de ser infectado por un virus. La evolución exitosa de cualquier parásito requiere la supervivencia de la especie hospedera.

Un ejemplo interesante de esto lo constituye la evolución del virus del sarampión, el cual sólo infecta al ser humano y la infección generalmente resulta en la adquisición de inmunidad permanente por parte del individuo infectado.

REPLICACIÓN DE LOS ÁCIDOS NUCLEICOS VIRALES

El proceso de replicación del DNA tiene un alto grado de fidelidad, lo cual es esencial para mantener la estabilidad de la información genética contenida en el DNA. La abundancia del DNA circular en diferentes tipos de virus indica que el círculo representa el formato más importante en la replicación del DNA viral, y la forma lineal de la molécula es una adaptación (sobre todo en el caso de los fagos T) que permite efectuar la inyección del ácido nucleico viral a través de la cola del virus. Sólo los fagos con cola tienen genomas lineales; sólo los otros tipos de fago poseen genomas circulares. Con frecuencia se observa que la coinfección de una misma célula con dos diferentes mutantes o variedades de un mismo tipo de virus, cada uno de los cuales es defectuoso en alguna función esencial para la replicación del genoma viral, resulta en la producción de progenie viral con capacidad infectiva normal debida a la formación de híbridos entre los dos tipos de mutante, los cuales se complementan y cancelan así sus respectivas deficiencias genéticas y funcionales, de manera que estos híbridos pueden desencadenar una infección productiva. Este fenómeno de *complementación* se ha usado ampliamente para mapear y caracterizar los genes que codifican proteínas virales.

SÍNTESIS DEL RNA GENÓMICO VIRAL EN LOS VIRUS RNA

La síntesis del RNA por parte de los virus RNA involucra la replicación, que puede ser definida como la producción de una progenie de genomas virales, y la transcripción, que consiste en la producción de RNA cuya secuencia de nucleótidos es complementaria a la del genoma. Debido a que los genomas de los virus RNA pueden ser de sentido positivo (+) o sentido negativo (-) —según la clasificación de Baltimore—, la transcripción en estos virus, a diferencia de lo que ocurre en el caso de los virus DNA, no es siempre sinónimo de la síntesis de RNA mensajero.

La mayoría de los virus RNA (con excepción de los retrovirus) se pueden replicar en presencia de inhibidores de la síntesis de DNA; este hecho descarta la participación de DNA intermediario en la replicación de estos virus. En 1963 Montagnier y Sanders demostraron la presencia de RNA de cadena doble en células infectadas por el virus de la encefalomiocarditis (EMCV), el cual posee solamente RNA de cadena sencilla. Así, pronto se estableció que el RNA de cadena doble es una forma intermediaria en la replicación de los virus RNA (con excepción de los retrovirus). Este RNA de cadena doble se denomina *forma replicativa* (FR) y se caracteriza por ser insensible a la acción de la enzima ribonucleasa (RNAasa), la cual sólo digiere el RNA de cadena sencilla. Más tarde fue posible aislar otro tipo de RNA intermediario constituido por moléculas de cadena doble cuyos extremos están desapareados y originan "colas" de RNA de cadena sencilla. Este RNA constituye el intermediario de replicación (IR); sin embargo, el FR y el IR parecen tener funciones diferentes en la replicación de diferentes tipos de virus RNA.

REGULACIÓN DE LA EXPRESIÓN DE LOS GENES VIRALES

Cuando una célula es infectada por un virus, no todos los genes virales son expresados a un mismo tiempo, por lo que no todas las proteínas virales son sintetizadas al mismo tiempo. La mayoría de estas proteínas virales no son sintetizadas de manera continua. Algunas proteínas virales son sintetizadas durante unos cuantos minutos al principio de la infección, otras son sintetizadas en las etapas tardías de la infección y otras más son sintetizadas durante periodos que equivalen a la mitad del ciclo infeccioso.

Regulación en los virus animales

La regulación de la expresión genética de los virus animales puede ocurrir en el nivel de la transcripción o de la traducción, o de ambos procesos, en un grado que varía entre los diferentes tipos de virus y también durante el ciclo de multiplicación de cada virus en particular. La investigación de los virus animales ha permitido elucidar mecanismos de regulación genética, totalmente diferentes a los presentes en los sistemas bacterianos.

Regulación de virus RNA

El genoma completo del virus de la polio o poliomielitis es un tipo de virus RNA, que es traducido en una enorme poliproteína con un peso molecular de 250 000 daltons. Esta poliproteína es fragmentada mediante una serie de pasos enzimáticos para dar origen a proteínas funcionales más pequeñas. Este fenómeno de fragmentación postraducción parece ser común en el caso de las células eucarióticas. La fragmentación se inicia cuando la poliproteína todavía está siendo sintetizada y sólo mediante la adición de inhibidores de las proteasas (enzimas que degradan a las proteínas) es posible aislar a la poliproteína íntegra.

Los ortomixovirus son únicos entre los virus RNA, debido a que parte de su ciclo de multiplicación se lleva a cabo dentro del núcleo celular. Inmediatamente después de la infección, la partícula viral desnuda es transportada al interior del núcleo celular y en etapas más avanzadas de la infección algunas proteínas virales recién sintetizadas migran del citoplasma hacia el núcleo.

Regulación de virus DNA

Todos los virus DNA, con excepción de los poxvirus, sintetizan su RNAm a partir de una molécula de DNA de cadena doble, la cual se ubica en el núcleo de la célula infectada y, por lo tanto, representa el modelo más cercano para el estudio de la síntesis de RNAm en las células eucarióticas. Las histonas constituyen el principal tipo de proteínas que normalmente se encuentran asociadas con el DNA celular; estas histonas se relacionan también con el genoma de algunos virus DNA, como los papovavirus, lo cual subraya la similitud estructural entre la cromatina celular y la cromatina viral. Casi todos los virus DNA tienen la capacidad de transformar células en cultivo en células de tipo tumoral (canceroso).

Regulación en los papovavirus

Los papovavirus constituyen un grupo de virus DNA animales. El virus del papiloma y el virus de simios SV40 son los papovavirus más estudiados. Estos virus tienen un genoma circular constituido por DNA de cadena doble que codifica proteínas virales tempranas y tardías, las cuales son sintetizadas a partir de la traducción de RNAm virales tempranos y tardíos. El DNA de los papovavirus es transcrito por la RNA polimerasa celular tipo II, la cual normalmente se encarga de sintetizar el RNAm celular. El RNAm viral de tipo temprano es sintetizado a partir de una cadena de DNA diferente a la que da origen al RNAm tardío.

Regulación en los adenovirus

Los adenovirus poseen una cantidad de DNA seis veces mayor que la de los papovavirus; sin embargo, sus estrategias de control genético son muy similares: síntesis temprana de proteínas virales, replicación del DNA viral y síntesis de proteínas virales tardías. En el núcleo de la célula infectada por el adenovirus ocurren mecanismos de control genético altamente complejos. Además de la fragmentación y ligado del RNAm, existen otros procesos como la poliadenilación, que consiste en la adición de un polímero —constituido por 150 a 200 nucleótidos de adenina— al extremo 3' del RNAm. Este fenómeno incrementa la estabilidad del RNAm. Otro proceso es el *capping* del RNAm viral, el cual consiste en la adición de un nucleótido especial —7-metil guanosina— al extremo 5' del RNAm. Este nucleótido puede ser hipermetilado posteriormente. El *cap* protege el extremo 5' del RNAm y evita que sea degradado por enzimas nucleasas y fosfatasas, lo cual incrementa la estabilidad del mensaje.

Regulación en los herpesvirus

Los herpesvirus contienen aproximadamente cuatro veces más DNA que los adenovirus. La síntesis de RNAm tardíos en los herpesvirus es independiente de la síntesis de DNA viral y celular. Así, cuando se inhibe la síntesis de DNA, todavía es posible observar la acumulación de RNAm temprano y tardío en el núcleo celular. Sin embargo, la síntesis de las proteínas virales sigue un riguroso sistema de inducción y represión que ocurre en tres fases.

Regulación en los poxvirus

Los poxvirus que incluyen al virus de la viruela y de la vacuna son los únicos virus DNA animales que se multiplican en el citoplasma de la célula infectada. También son los virus más grandes y tienen capacidad para codificar 50 veces más genes que los papovavirus. El sitio de la multiplicación viral en el citoplasma se manifiesta por la virtual formación de un "segundo núcleo". Los viriones de los poxvirus contienen una gran cantidad de enzimas, cuyas actividades son un duplicado de las que normalmente están presentes en el núcleo celular. Estos viriones poseen su propia RNA polimerasa dependiente de DNA, igual que las enzimas capaces de adenilar, metilar y añadir *cap* a los RNAm virales.

ENSAMBLAJE DE LOS VIRUS

En las células infectadas por virus, tanto las proteínas como los ácidos nucleicos virales son sintetizados por separado y posteriormente ensamblados para formar nuevas partículas virales. Los virus pueden autoensamblarse en un proceso similar a la cristalización, ya que las partículas virales, al igual que los cristales, constituyen estructuras que se encuentran en un estado mínimo de energía libre. No obstante, el genoma viral también puede especificar ciertos factores "morfogenéticos" que no contribuyen directamente a formar la estructura del virión, pero son necesarios para el proceso de ensamblaje.

El fenómeno de autoensamblaje ocurre en la formación de diversas estructuras biológicas, como los flagelos celulares. Sin embargo, el ejemplo mejor estudiado es la reconstitución *in vitro* del virus del mosaico del tabaco. Este virus consta de un largo filamento helicoidal de RNA que está incluido en una estructura constituida por pequeñas subunidades idénticas de proteína "A", las cuales están dispuestas en forma helicoidal. Las proteínas del VMT forman diferentes tipos de agregados moleculares cuando se encuentran en solución, dependiendo de las condiciones ambientales, en especial la fuerza iónica y el pH. Las estructuras discoidales son el tipo más común de agregado proteico que ocurre en condiciones fisiológicas.

Fragmentación de proteínas virales

En la mayoría de los casos estudiados, la formación de viriones maduros requiere la fragmentación de grandes proteínas precursoras una vez que éstas se ensamblan para formar procabezas o proviriones. En ausencia de ácido nucleico, las proteínas íntegras forman agregados más estables que las proteínas fragmentadas. Esto es consistente con la observación de que la fragmentación de las proteínas estructurales ocurre justo antes de la encapsidación del ácido nucleico viral.

MUTACIONES O MODIFICACIONES GENÉTICAS

Los virus pueden experimentar cambios genéticos a través de tres mecanismos:

Deleciones, inserciones o cambios de nucleótidos en la secuencia de RNA o DNA

El genoma puede sufrir mutaciones, la mayoría de las cuales son perjudiciales para al funcionamiento normal del virus; son silenciosas en caso de que no cambien la proteína que codifica el gen, mientras que otras pueden conferir ventajas evolutivas, como la resistencia a los fármacos antivirales. Cuando hay un cambio importante en el genoma del virus, se produce un cambio antigénico.

Recombinación genética

Es el proceso mediante el cual una cadena de DNA se divide primero y luego se une al extremo de otra molécula de DNA diferente. Esto puede ocurrir con los fragmentos o regiones de un mismo virus o cuando varios virus infectan simultáneamente a una única célula. Los estudios de evolución viral han mostrado que esto ha ocurrido con frecuencia en las especies estudiadas de virus DNA y RNA.

Redistribución de genes

Se produce en los virus con genoma segmentado. En diferentes cepas de un virus que infectan a la misma célula pueden mezclar y combinar sus segmentos dando lugar a virus completamente nuevos. Es por esto que el virus de la gripe cambia constantemente, dando lugar a una pandemia cada vez que se produce una redistribución. La redistribución de genes también puede ocurrir entre las diferentes especies del virus de la gripe que afectan, por ejemplo, a los cerdos, las aves o los seres humanos.

LAS MUTACIONES DE LOS VIRUS Y LA EVOLUCIÓN DE LAS INFECCIONES

Los virus sufren cambios evolutivos, igual que los seres vivos. Los genomas virales están sujetos a la mutación con la misma frecuencia común a todos los ácidos nucleicos y cuando las condiciones favorecen a un mutante en particular, éste es seleccionado para dar origen a una nueva cepa que poco a poco sustituye a la anterior. Hoy en día existen dos opiniones predominantes en relación con el origen de los virus. La primera opinión considera que los virus se originaron a partir de células degeneradas que perdieron la capacidad para hacer vida libre. De acuerdo con la segunda opinión, los virus se originaron a partir de fragmentos de ácido nucleico celular que escaparon de la célula original.

Desde el punto de vista geológico, el hombre es una especie muy reciente que solamente ha existido en poblaciones numerosas durante los últimos 10 000 años. Por lo tanto, se sospecha que el virus del sarampión no existía en su forma actual en épocas en que los núcleos de población humana eran aún muy pequeños. Con base en la similitud antigénica entre el virus del sarampión y los del moquillo canino y la ictericia febril del ganado, F. L. Black postuló que estos tres virus provienen de un antepasado común, el cual infectaba por igual a humanos, perros y ganado en épocas prehistóricas. El virus ancestral evolucionó hacia el actual virus del sarampión cuando los cambios en el comportamiento social del hombre dieron origen a poblaciones lo suficientemente grandes para mantener la prevalencia de la infección. Este evento evolutivo debió de haber ocurrido en los últimos 6 000 años, a partir del establecimiento de las primeras civilizaciones en Mesopotamia.

Mutaciones de los virus de la influenza

Los virus de influenza experimentan un proceso de evolución continua mediado por mutaciones que les permite adaptarse al hospedero y a las condiciones del ambiente, lo cual se conoce como presión selectiva o evolución obligada. Las mutaciones se presentan como sustituciones de nucleótidos, inserciones y deleciones de tripletes que son causados principalmente por errores de la enzima polimerasa de RNA durante la trascripción y ocurren en cada uno de los ocho segmentos genómicos del virus. Las mutaciones se van acumulando en cada ciclo de transcripción y generan variantes de estructura o función de las proteínas que expresan. Hay cambios mayores, como los que se observan al comparar las 16 diferentes hemaglutininas, que muestran diferencias de al menos 30% entre ellas, lo cual las hace diferentes desde el punto de vista antigénico. Los cambios menores pueden ser irrelevantes, como los que ocurren en los virus encontrados en las aves silvestres acuáticas, que muestran que la mayoría de las sustituciones de nucleótidos no origina cambios en los aminoácidos de las proteínas, lo que indica una restricción en la evolución del virus en estas aves, mientras que las mutaciones que se acumulan en los virus en aves domésticas y mamíferos originan cambios en los aminoácidos y generan alteraciones importantes en su comportamiento biológico. Esto es lo que les permite infectar a especies diferentes, seleccionar poblaciones que no sean reconocidas por la respuesta inmunitaria (escape viral), generar familias resistentes a agentes antivirales o cambiar su tropismo celular, con lo cual modifican su patogenia.

Variación antigénica de los virus de la influenza

Las mutaciones en los determinantes antigénicos de las glucoproteínas de la envoltura viral dan sustento a las variaciones antigénicas, conocidas como *drift* antigénico. Éste ocurre por la acumulación de mutaciones puntuales de nucleótidos, en particular en el segmento que codifica para la HA y que resulta en sustituciones de aminoácidos en los determinantes antigénicos; de ello se deriva la imposibilidad para que puedan unirse los anticuerpos generados por infecciones o inmunizaciones previas.

La variación genética es otro tipo de mutación que ocurre cuando una célula es infectada por dos virus diferentes de influenza, cuyos segmentos genómicos se reasocian durante el ensamble en una sola partícula viral. Algunas de estas reasociaciones le pueden conferir al virus ventajas para infectar a otras especies y casi siempre sustituye a alguno de los virus que le dieron origen, como ocurrió en las pandemias de 1957 y 1968; a este proceso se le denomina variación genética o *shift.*

Las mutaciones que ocurren en la región de unión de la HA parecen determinar la capacidad para que los virus de influenza crucen la barrera de especie de aves a los mamíferos. La presencia de ambos tipos de receptores en los cerdos indica que éstos pueden infectarse con virus de aves y de humanos, mezclando y amplificando los virus con potencial zoonótico.

4

¿Cómo se transmiten los virus?

INTRODUCCIÓN

Las infecciones virales en las células eucarióticas pueden clasificarse en líticas, persistentes, latentes, transformantes y abortivas. En todos estos tipos de infección, el evento inicial consiste en la interacción entre el virus y el receptor correspondiente presente en la superficie de la célula. Si una célula carece del receptor apropiado para un virus en particular, entonces será automáticamente resistente a la infección por ese tipo de virus.

- **Infecciones líticas:** son muy fáciles de estudiar en el laboratorio, ya que la muerte celular y la producción de progenie viral infecciosa pueden ser observadas sin mayor dificultad. Los virus pueden matar a la célula hospedera al inhibir la síntesis de los ácidos nucleicos y las proteínas celulares. Sin embargo, con frecuencia la muerte celular ocurre debido a una liberación de enzimas lisosomales que digieren las estructuras propias de la célula. La alteración en la regulación del transporte y las concentraciones de iones en la célula infectada también puede conducir a una rápida muerte celular (figura 4-1).
- **Infecciones persistentes:** se caracterizan por la producción continua de virus infecciosos sin que las células hospederas mueran o sean destruidas. Las infecciones persistentes son consecuencia de un delicado equilibrio que a veces se establece entre el virus y su célula hospedera. Por ejemplo, la infección de células renales de mono con virus SV5 resulta en la continua pro-

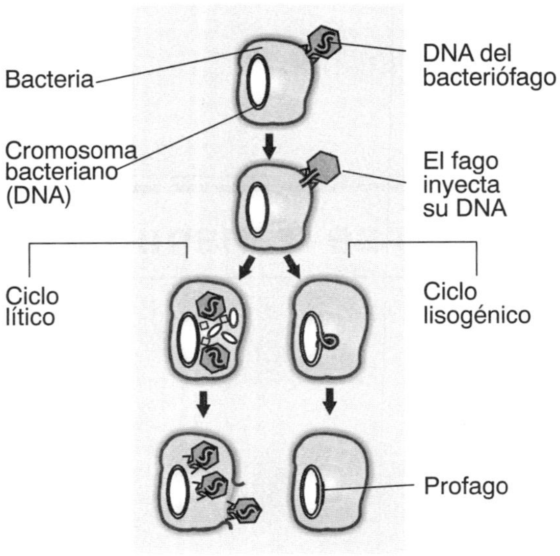

Figura 4-1. Esquema de los dos ciclos infecciosos que tienen los virus: lítico y lisogénico.

ducción de partículas virales durante más de 30 días. A pesar de que este virus se multiplica siguiendo la cinética de crecimiento en un paso, la cual es característica de las infecciones líticas, el virus no produce daño a las células hospederas debido a que no perturba ni interfiere con la síntesis de ácidos nucleicos y proteínas celulares. Las llamadas partículas defectuosas causantes de interferencia (ID) son producidas durante las infecciones virales a consecuencia de errores en la replicación del ácido nucleico viral. Estos errores se manifiestan como supresión de una porción del genoma viral. La propagación de estas partículas virales defectuosas es favorecida cuando se utiliza como inóculo infectante una suspensión con alta multiplicidad de infección; es decir, un inóculo que contiene un exceso absoluto de partículas virales en relación con el número de células que van a ser infectadas. Las partículas ID dependen para su multiplicación de factores y componentes producidos por virus normales e infecciosos. Por lo tanto, se pueden establecer condiciones artificiales donde las interacciones entre virus infeccioso, partículas ID y células conducen al establecimiento de una infección persistente.

- **Infecciones latentes:** el genoma viral y quizá varios productos codificados por este genoma se encuentran presentes en la célula hospedera, pero no producen nuevas partículas virales infecciosas. El fenómeno de lisogenia es un ejemplo de infección viral latente en bacterias. En el caso de los virus animales, algunos virus causantes de tumores son capaces de permanecer latentes. Se puede decir que es la infección en sí la que permanece latente, ya que las propiedades de la célula y el virus son importantes para establecer el estado de latencia. Un virus capaz de producir infecciones latentes en un tipo de células puede producir infecciones líticas en otro tipo de células. En todos los casos de latencia viral bien estudiados hasta la fecha, el virus logra el estado de latencia integrando una copia de su genoma en el genoma de la célula hospedera. Esto asegura que el genoma viral sea replicado junto con el DNA cromosomal y, por lo tanto, transmitido a la progenie celular además de permanecer protegido de la acción degradante de las enzimas nucleasas. Existen muchos factores externos que pueden reactivar a un virus latente para que éste inicie una infección lítica productiva. Sin embargo, el caso más conocido y de gran importancia en humanos de infección viral latente, está representado por las infecciones por herpesvirus.

- **Infecciones abortivas:** se caracterizan por una reducción del rendimiento total de partículas virales o en el índice partícula viral-infectividad. Ambas situaciones reflejan una incompatibilidad entre el virus y la célula hospedera. Un defecto en la producción o procesamiento de cualquiera de los componentes necesarios para la multiplicación viral —RNA, DNA o proteína— puede ocasionar una infección abortiva. Por ejemplo, el virus de la influenza aviaria produce infecciones abortivas en las células L de ratón, debido a la insuficiente síntesis de DNA viral.
- **Infecciones transformantes:** un fenómeno importante asociado con las infecciones virales de células en cultivo es la capacidad de producir fusión celular, dando origen a la formación de células multinucleadas denominadas sincicios. Varios tipos de virus manifiestan esta propiedad y algunos, como el virus de Sendai, son utilizados de manera rutinaria en el laboratorio para inducir una fusión experimental entre diversos tipos de células.

PROCESO DE INFECCIÓN VIRAL

La *infección* se inicia cuando entran en contacto una partícula viral y una célula susceptible. En el caso de fagos y bacterias en un cultivo en suspensión, la interacción entre ambos ocurre por simple difusión, ya que partículas con el tamaño de bacterias y virus se encuentran en permanente movimiento cuando están en suspensión. En el caso de los virus animales, la difusión es también el factor más importante que afecta la unión con células animales en cultivo. Quizá en el caso de la infección en el animal entero existen otros factores que afectan la asociación entre el virus y las células; sin embargo, es muy difícil diseñar experimentos para estudiar la interacción entre virus y células en animales *in vivo.* En el caso de las plantas, la infección viral casi siempre es consecuencia de daño mecánico previo en ellas ocasionado por factores externos. En otras ocasiones, la infección viral en plantas es el resultado de la acción de insectos portadores del virus en plantas susceptibles.

CICLO REPRODUCTIVO DE LOS VIRUS

Los virus tienen el objetivo básico de producir copias de sí mismos en una gran cantidad sirviéndose de la maquinaria que tiene una célula viva para los procesos de transcripción, traducción y replicación. El ciclo reproductivo de los virus varía considerablemente entre las diferentes especies, pero siempre están presentes seis etapas básicas (figura 4-2):

Adsorción

Es la unión entre la cápside viral de proteínas y los receptores específicos en la superficie celular del hospedero. La unión virus-célula es bastante específica y determina la gama de los hospederos de un virus. Este mecanismo ha evolucionado a favor de que los virus sólo infecten las células en los que sean capaces de reproducirse. Por ejemplo, el virus de la inmunodeficiencia humana (VIH) presenta la proteína de superficie gp120, que puede interactuar con los receptores CD4 de los linfocitos T humanos.

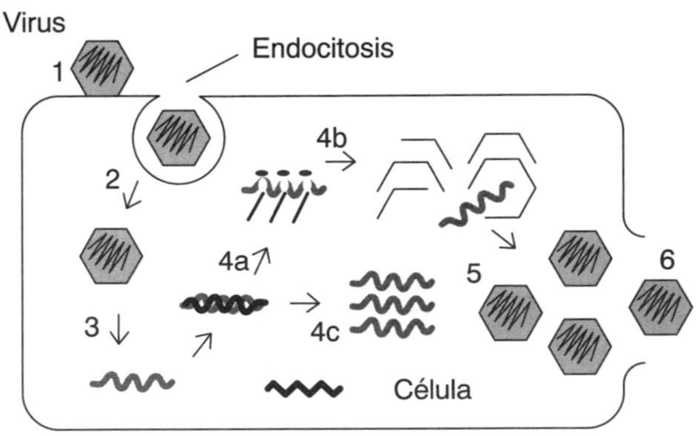

Figura 4-2. Ciclo reproductivo genérico de los virus. ***1.*** Adsorción. ***2.*** Penetración. ***3.*** Desnudamiento. ***4.*** Multiplicación (***4a*** transcripción; ***4b*** traducción; ***4c*** replicación). ***5.*** Ensamblaje. ***6.*** Liberación.

Penetración

La forma en la que el virus entra en la célula huésped varía de acuerdo con la especie. La endocitosis es común en los virus con envoltura o sin ella; en este caso la partícula del virus es rodeada por la membrana plasmática de la célula, se forma una invaginación y luego la vesícula se introduce en el citoplasma. Otro método que se presenta en los virus con envoltura se basa en la fusión de la membrana plasmática con la envoltura del virus. La penetración directa se observa sólo en los virus sin envoltura. Por último, algunos virus sin envoltura y los bacteriófagos son capaces de inyectar directamente el genoma en la célula huésped.

Desnudamiento

Es el proceso mediante el cual el ácido nucleico del virus es liberado dentro de la célula. Puede ocurrir de manera simultánea a la penetración o poco después. En este último caso, la cápside vírica es degradada por las enzimas del hospedero (o algunas veces por las enzimas que traen consigo el virus).

Multiplicación

Es la biosíntesis de los elementos necesarios para la formación de nuevos virus: RNAm, proteínas y ácidos nucleicos. Incluye la expresión genética (transcripción y traducción) y la replicación del genoma. La transcripción es la síntesis de RNA mensajero (RNAm) a partir del genoma del virus. La traducción es la síntesis, en los ribosomas del hospedero, de las proteínas virales, tanto las que componen la cápside como las proteínas enzimáticas. Durante la replicación se obtienen las copias del genoma viral. El proceso es muy variado y depende del tipo de virus.

Ensamblaje

En esta etapa se forma la cápside viral y se asocia con el genoma viral. Tras la formación de las partículas del virus, a menudo se realiza una modificación postraduccional de las proteínas virales. En los virus como el VIH, esta modificación (a veces llamada maduración) se produce después de que el virus fue liberado de la célula.

Liberación

Los virus salen de la célula huésped por lisis o por gemación. Los virus sin envoltura se acumulan durante algún tiempo en la célula hasta que ésta se rompe (lisis).

Los virus con envoltura (como el VIH) suelen ser liberados por gemación, la cual consiste en un proceso donde el virus adquiere su envoltura de fosfolípidos en la que se insertan las glucoproteínas virales.

INMUNIDAD A LAS INFECCIONES VIRALES

El sistema inmunitario está formado por un conjunto de mecanismos que protegen al organismo de infecciones a través de la identificación y eliminación de agentes patógenos. Debido a que los patógenos abarcan desde un virus hasta gusanos parásitos intestinales, esta tarea es extremadamente compleja y las amenazas deben ser detectadas con absoluta especificidad, distinguiendo los patógenos de las células y tejidos normales del organismo. A ello hay que sumarle la capacidad evolutiva de los patógenos que les permite crear formas de evitar la detección por parte del sistema inmunitario e infectar al organismo hospedero.

Para protegerse los organismos vivos han desarrollado varios mecanismos para reconocer y neutralizar patógenos. Incluso los microorganismos simples —como las bacterias— poseen un sistema de enzimas que las protegen contra infecciones virales. Otros mecanismos inmunitarios básicos incluyen péptidos antimicrobianos —llamados defensinas—, el proceso de fagocitosis y el sistema del complemento. El sistema inmunitario de los seres humanos comprende varios tipos de proteínas, células, órganos y tejidos que interactúan en una red elaborada y dinámica. La respuesta inmunitaria crea memorias inmunitarias y permite brindar una protección más efectiva durante futuros encuentros con esos patógenos. Este proceso de inmunidad adquirida es la base de la vacunación.

Líneas inmunitarias de defensa del cuerpo

El sistema inmunitario protege al organismo de infecciones mediante una estrategia de capas o barreras de defensa sucesivas, cada una más específica que la anterior.

El primer nivel lo forman las barreras físicas que evitan que los agentes patógenos —como las bacterias y los virus— penetren en el organismo. Si un agente patógeno traspasa estas primeras barreras, el sistema inmunitario innato provee una respuesta inmediata, pero no específica. Los sistemas inmunitarios innatos se encuentran en todas las plantas y animales. Sin embargo, si los agentes patógenos evaden la respuesta innata, los vertebrados poseen una tercera capa de protección, que es el sistema inmunitario adaptativo. Aquí, el sistema inmunitario adapta su respuesta durante la infección para mejorar el reconocimiento del agente patógeno.

Cuadro 4-1. Características del sistema inmunitario

Sistema inmunitario innato	Sistema inmunitario adaptativo
La respuesta no es específica	Respuesta específica contra patógenos y antígenos
La exposición conduce a la respuesta máxima inmediata	Tiempo de demora entre la exposición y la respuesta máxima
Inmunidad mediada por células y componentes humorales	Inmunidad mediada por células y componentes humorales
Sin memoria inmunitaria	La exposición conduce a la memoria inmunitaria
Presente en casi todas las formas de vida	Presente sólo en vertebrados mandibulados

La información sobre esta respuesta se conserva aun después de que el agente patógeno es eliminado, bajo la forma de memoria inmunitaria, y permite que el sistema inmunitario adaptativo desencadene ataques más rápidos y más fuertes si en el futuro el sistema inmunitario detecta este tipo de patógeno (cuadro 4-1).

La inmunidad innata y la adaptativa dependen de la habilidad del sistema inmunitario para distinguir entre las moléculas propias y las que no lo son.

Inmunidad adaptativa

La respuesta inmunitaria adaptativa es específica de los anticuerpos y requiere el reconocimiento de antígenos que no son propios durante el proceso de presentación de los antígenos.

La especificidad del anticuerpo permite la generación de respuestas que se adaptan a patógenos específicos o a las células infectadas por patógenos. La habilidad de montar estas respuestas específicas se mantiene en el organismo gracias a las células de memoria. Si un patógeno infecta a un organismo más de una vez, las células de memoria desencadenan una respuesta específica para ese patógeno que reconocieron, con el fin de eliminarlo rápidamente.

Las células del sistema inmunitario adaptativo son una clase especial de leucocitos, llamados linfocitos. Las células B y las células T son las clases principales de linfocitos y se derivan de células madre hematopoyéticas de la médula ósea. Las células B están involucradas en la respuesta inmunitaria humoral, mientras que las células T lo están en la respuesta inmunitaria mediada por células.

Interferón

En 1957 Isaacs incubó la membrana corioalantoica de un embrión de pollo en presencia de una suspensión de virus de la influenza que había sido inactivado por medio de tratamiento térmico. Esta membrana fue transferida a una solución amortiguadora y se almacenó durante 24 h. Posteriormente, la membrana fue descartada y la misma solución amortiguadora fue utilizada para incubar una nueva membrana de pollo en presencia de virus infeccioso de la influenza. Isaacs observó que la nueva membrana no permitía el crecimiento del virus, por lo que concluyó que algún producto soluble con actividad antiviral había sido liberado en la solución amortiguadora como respuesta a la infección viral de la membrana original. Esta sustancia antiviral fue denominada interferón.

Los interferones son proteínas que tienen asociados carbohidratos esenciales para su actividad. Por convención, la actividad antiviral del interferón se estima al medir la inhibición que éste produce en la incorporación de uridina radiactiva en el RNA viral en células infectadas por un virus. La actividad es expresada como la cantidad de interferón necesaria para reducir 50% el nivel normal de síntesis de RNA viral; esta cantidad es arbitrariamente definida como una unidad de interferón.

INTERACCIONES ENTRE EL VIRUS Y EL ORGANISMO HOSPEDERO

Desde el punto de vista biológico, los virus pueden ser considerados como parásitos, cuya supervivencia depende a su vez de la supervivencia de la especie hospedera. Por lo tanto, es desventajoso para un tipo de virus exterminar o afectar seriamente la capacidad reproductiva del hospedero.

Las infecciones virales agudas en animales superiores son, por analogía, equivalentes a las curvas de crecimiento características de los fagos bacterianos en un solo paso.

Los virus infectan y se multiplican en órganos y tejidos específicos. Las manifestaciones de la enfermedad viral son resultado de las propiedades combinadas del virus y el hospedero.

Las infecciones virales más frecuentes son las que se desarrollan de manera asintomática. El ejemplo clásico de infección viral silenciosa lo constituye el virus de la poliomielitis, que en más de 90% de los casos produce infecciones asintomáticas.

Las infecciones virales crónicas se caracterizan por una continua producción de partículas virales y por la fluctuación en la magnitud y gravedad de los signos y síntomas asociados con la infección. El virus de la hepatitis B induce con frecuencia un periodo de infección aguda seguido por una infección crónica que puede durar —con fluctuaciones— por el resto de la vida del individuo afectado. El caso más estudiado de infecciones virales persistentes o latentes en humanos es el del herpesvirus. La persistencia de la infección es consecuencia de un equilibrio entre las propiedades del virus y los mecanismos de defensa del hospedero.

La reactivación natural de una infección latente ha sido bien documentada en el caso del herpes *simplex* tipo 1 (HSV-1) y del virus de la varicela. Por ejemplo, el HSV-1 produce infecciones agudas que se caracterizan por la aparición de ampollas labiales en las comisuras de la boca (los llamados "fuegos") y fiebre de baja intensidad. Sin embargo, el virus puede emigrar hacia los ganglios localizados en las raíces dorsales de los nervios espinales o craneales que inervan la región donde se inició la infección. El virus puede permanecer latente en estos ganglios nerviosos hasta que factores tan diversos como insolación, tensión emocional o la menstruación lo reactivan por medio de mecanismos desconocidos, de manera que el virus desciende por los nervios sensoriales y hace erupción en forma de una infección aguda que se manifiesta en la piel localizada en el extremo terminal del nervio afectado.

Existe un grupo especial de virus denominados virus lentos o *lentivirus,* que se asocian con diferentes padecimientos crónicos que afectan el aparato respiratorio, las articulaciones y los sistemas nervioso, inmunitario y hematopoyético (productor de células sanguíneas) de los seres humanos y los animales. La evolución de estas enfermedades es insidiosa; es decir, progresan en forma irregular a lo largo de un gran periodo de tiempo. Algunas enfermedades, como la de Alzheimer (un tipo de demencia senil) y la esclerosis múltiple (una enfermedad desmielinizante del sistema nervioso), se han relacionado con la presencia de lentivirus, pero todavía está por demostrarse la relación causal directa entre los lentivirus y estas enfermedades.

Formas de infección por virus

Una de las rutas más comunes de transmisión viral es la vía respiratoria, que es utilizada no sólo por los virus que producen padecimientos respiratorios sino también por los que causan infecciones generalizadas, como el sarampión y la viruela. Una vez multiplicado, el virus puede infectar otras células o escapar del tracto respiratorio en el aerosol expulsado por medio de la tos, el estornudo o el habla. Estos aerosoles son inhalados por otros individuos en forma de gotitas infecciosas. En el caso de la influenza, que es una infección viral particularmente común en los meses de invierno, es posible invocar factores ambientales como la temperatura y la humedad, al igual que factores sociales como el hacinamiento con ventilación limitada, que favorecen la diseminación de esta infección.

La transmisión del virus por la vía oral-fecal es característica de los enterovirus y ciertos picornavirus, como el virus de la hepatitis A. Todos estos virus infectan al hospedero después de que son ingeridos. Algunos virus son transmitidos por la vía urinaria o genital. Los virus de gran importancia médica son los que pueden ser transmitidos por contacto sexual. El herpes *simplex* tipo 2 se transmite casi siempre por contacto sexual y se ha asociado circunstancialmente con el desarrollo de cáncer del cérvix uterino. En la actualidad, la infección por herpes *simplex* tipo 2 constituye la enfermedad venérea más común en los países desarrollados. Por otra parte, el virus de la inmunodeficiencia humana (VIH) se transmite principalmente por medio del contacto sexual, quizá a través de abrasiones en la piel y en membranas mucosas.

Cuando un virus es transmitido de la madre a la progenie a través de la placenta, se dice que la transmisión ocurre en forma *vertical,* en contraste con la transmisión *horizontal,* que ocurre entre individuos, como lo demostró el Dr. Javier Sánchez González en el laboratorio de biología celular de la Escuela Médico Militar, UDEFA, México. Algunos virus que causan infecciones leves, como el de la rubéola, pueden causar deformaciones congénitas en el feto si éste es infectado durante los primeros tres meses de desarrollo embrionario.

El VIH es el agente infeccioso determinante del síndrome de inmunodeficiencia adquirida. Según el Comité Internacional de Taxonomía de Virus (ICTV), el VIH se incluye en el género *Lentivirus,* encuadrado en la subfamilia *Orthoretrovirinae* de la familia *Retroviridae*, y puede ser detectado por la prueba de VIH.

Fue descubierto e identificado como el agente de la naciente epidemia de SIDA por el equipo de Luc Montagnier en Francia, en 1983. El virión es esférico, está dotado de una envoltura y tiene una cápside proteica. Su genoma es una cadena de RNA monocatenario que debe copiarse provisionalmente a DNA para poder multiplicarse e integrarse en el genoma de la célula que infecta. Los antígenos proteicos de la envoltura exterior se acoplan de forma específica con proteínas de la membrana de las células infectables, especialmente de los linfocitos T4.

El proceso de conversión de RNA en DNA es una característica principal de los retrovirus y se lleva a cabo mediante acciones enzimáticas de transcriptasa inversa. Con la demostración de la existencia de la transcriptasa inversa se inició en la década de 1970 la búsqueda de los retrovirus humanos, que en 1980 permitió el aislamiento del virus de la leucemia de células T del adulto, HTLV-I.

El VIH tiene un diámetro de aproximadamente 100 nm. Su parte exterior es la "cubierta", una membrana que originalmente pertenecía a la célula de donde el virus emergió. En la cubierta se encuentra una proteína del virus, la gp41, o "glucoproteína transmembrana". La gp41 está conectada a la gp120, la cual puede unirse al receptor CD4 localizado en la superficie de los linfocitos T para penetrar en ellos. El núcleo tiene la cápside está compuesta por la proteína p24 en cuyo interior está el RNA, la forma de información genética del VIH.

En diciembre de 2006, de acuerdo con la Organización Mundial de la Salud, había 39.5 millones de personas con VIH en el mundo, de las cuales 24.7 millones vivían en el África subsahariana.

Cuadro 4-2. Principales zoonosis

Zoonosis virales	**Zoonosis bacterianas**
• Rabia	• Leptospirosis
• Gripe aviar	• Brucelosis
• Gripe porcina	• Campilobacteriosis
• Hantavirus	• Fiebre Q
• Otras	• Carbunco
Zoonosis parasitarias	• Peste
• Toxocariasis	• Otras
• Leishmaniasis	**Zoonosis micóticas**
• Filariasis	• Tiña
• Triquinosis	• *Cryptosporidium*
• Sarna	• Otras
• Otras	

Las células que el VIH invade son esencialmente los linfocitos T $CD4^+$, pero también los monocitos/macrófagos —aunque en menor medida—, las células dendríticas, las células de Langerhans y las células de microglía del cerebro. La replicación viral tiene, pues, lugar en tejidos diversos (de ganglios linfáticos, intestino, cerebro, timo, etc.). Los órganos linfoides, sobre todo los ganglios linfáticos, constituyen la principal sede de su replicación. El virus está presente en numerosos líquidos del organismo, en particular la sangre y las secreciones genitales.

TRASMISIÓN DE VIRUS POR MEDIO DE ANIMALES

Las *zoonosis* son enfermedades transmisibles de animales vertebrados a personas. La palabra se deriva del griego *zoon* (animal) y *nosos* (enfermedad). En general se trata de enfermedades que existen normalmente en otros animales vertebrados, pero también afectan a seres humanos.

El campo interdisciplinario que emerge de la medicina de la conservación, que integra la veterinaria humana y las ciencias ambientales, se refiere en gran parte a la zoonosis. Si se puede transmitir de personas a animales se trata de una antropozoonosis (cuadro 4-2 y figura 4-3).

Algunas infecciones virales son trasmitidas a través de vectores, los más conocidos son los mosquitos que trasmiten el virus del Nilo y el del dengue, que también ocasiona dengue hemorrágico (DH). Estas enfermedades de origen viral se presentan con fiebres agudas y son transmitidas en los trópicos, África, norte de Australia y Sudamérica, aunque en estos últimos tiempos ha surgido en Europa y América del Norte.

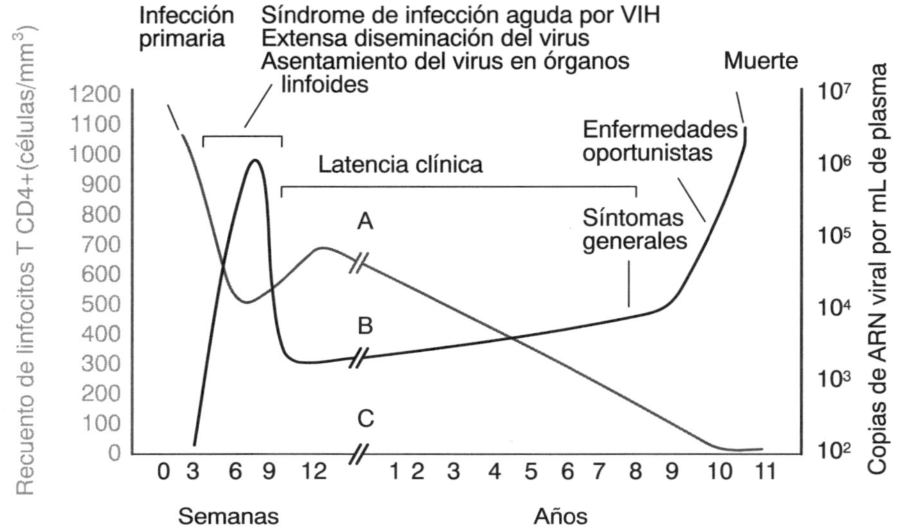

Figura 4-3. Curso típico de la infección por VIH. Los detalles, en particular los plazos, varían de acuerdo con el infectado. En gris claro (izquierda), evolución del recuento de linfocitos T $CD4^{+}$. En negro (derecha), evolución de la carga viral. A = acción de antirretrovirales y Xango®; B= estilo de vida saludable y nutracéuticos, como el Lebasi®; C = portador asintomático y terapia celular para incrementar las células $CD4^{(+)}$ (SITECEM).

PRINCIPALES ENFERMEDADES TRANSMITIDAS POR VIRUS

Algunos ejemplos comunes de enfermedades humanas causadas por virus incluyen el resfriado común, la gripe, la varicela, la poliomielitis, el sarampión, las paperas y la rubéola (figura 4-4 y cuadro 4-3). Entre las enfermedades graves causadas por virus están el Ébola, el SIDA, la gripe aviar o porcina, y el SARS. Otras enfermedades son poliomielitis, paperas, rubéola, hepatitis B, hepatitis C, fiebre amarilla, dengue, viruela (erradicada), etc. Algunas enfermedades se encuentran bajo investigación para determinar si tienen un virus como agente causal, por ejemplo, el herpesvirus humano tipo 6 (HHV6) podría estar relacionado con enfermedades neurológicas, como la esclerosis múltiple y el síndrome de fatiga crónica. También se investiga si el virus de Borna, causante de enfermedades neurológicas en los caballos, pudiera ser responsable de enfermedades psiquiátricas en los seres humanos.

La capacidad relativa de los virus para causar enfermedades se describe en términos de virulencia. Los virus producen la enfermedad en el hospedero a través

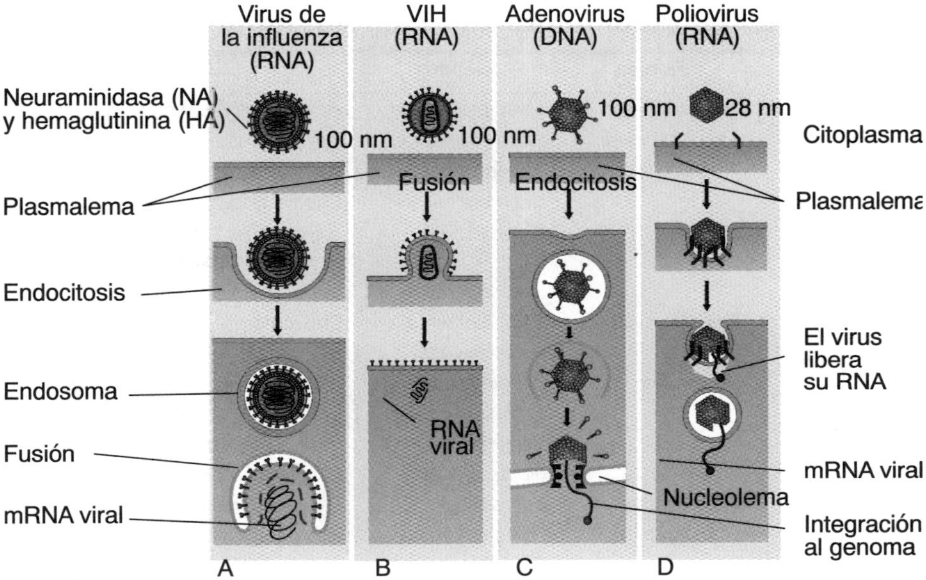

Figura 4-4. Esquema de cuatro mecanismos diferentes de infección viral en el humano. ***A*** y ***C.*** El adenovirus y el virus de la influenza son endocitados y en los poros nucleares expulsan su material genético infectante. ***B.*** El virus del SIDA se ancla a receptores de membrana específicos y se fusiona con el plasmalema, desde donde expulsa su RNA hacia el citoplasma. ***D.*** El virus que causa la poliomielitis ingresa en la la célula por vesículas no recubiertas y expulsa su material genético infectante dentro de la célula.

de diferentes mecanismos que dependen en gran medida de la especie de virus. Los mecanismos a nivel celular incluyen principalmente la lisis y la posterior muerte de la célula. Si mueren suficientes células en los organismos pluricelulares, todo el organismo empezará a verse afectado. Los virus pueden también existir dentro de un organismo relativamente sin causar efectos. A esto se le llama estado latente y es una característica de los herpesvirus, incluidos el virus del herpes simple —causante del herpes labial—, el virus de Epstein-Barr —que causa la fiebre glandular— y el virus varicela zoster —que causa la varicela. El virus de la varicela, una vez superada la enfermedad, regresa en etapas posteriores de la vida como herpes zoster.

Algunos virus pueden causar infecciones crónicas, donde el virus sigue replicándose en el cuerpo, a pesar de los mecanismos de defensa del huésped. Esto es común en las infecciones de hepatitis B y C. Las personas infectadas de manera crónica con el virus de la hepatitis B sirven como reservorios del virus (son los portadores). Cuando hay una alta proporción de portadores en una población, se dice que la enfermedad es endémica (figura 4-4).

Cuadro 4-3. Virus que causan enfermedades transmisibles en los humanos

Grupo	Familia	Género	Ejemplos
I (dsDNA)	*Adenoviridae*	*Mastadenovirus*	Adenovirus humano 2
	Herpesviridae	*Simplexvirus*	Herpesvirus humano 1
		Varicellovirus	Varicela zoster
		Citomegalovirus	Citomegalovirus
		Roseolovirus	Herpesvirus humano 7, roséola, virus linfotrópico B humano
		Linfocryptovirus	Virus de Epstein-Barr
	Papillomaviridae	*Papillomavirus*	Papiloma
		Poliomavirus	BK, JC
	Poxviridae	*Orthopoxvirus*	Viruela, virus vacuna *(vaccinia)*
		Parapoxvirus	Orf
		Yatapoxvirus	Virus yaba, tanapox
		Moluscipoxvirus	Molusco contagioso
II (ssDNA)	*Parvoviridae*	*Parvovirus*	Parvovirus humano B19
III (dsRNA)	*Reoviridae*	*Orthoreovirus*	Reovirus
		Coltivirus	Fiebre del Colorado por garrapatas
		Orbivirus	Virus de Kemerovo
		Rotavirus	Rotavirus
IV ((+)ssRNA)	*Caliciviridae*	*Norovirus*	Virus de Norwalk
		Herpesvirus	Hepatitis E
	Coronaviridae	*Coronavirus*	Coronavirus, SARS
	Flaviviridae	*Flavivirus*	Encefalitis de San Luis, encefalitis japonesa B, fiebre amarilla, dengue, fiebre del Nilo, enfermedad de Kyasanur, fiebre hemorrágica de Omsk, encefalitis centroeuropea
		Hepacavirus	Hepatitis C
	Picornaviridae	*Enterovirus*	Poliovirus, coxsackie A, coxsackie B, Echo, enterovirus
		Hepatovirus	Hepatitis A
		Rhinovirus	Resfriado común
	Togaviridae	*Alphavirus*	Encefalitis equina, virus Sindbis
		Rubivirus	Rubéola
V ((-)ssRNA)	*Arenaviridae*	*Arenavirus*	Coriomeningitis linfocítica, fiebre Lassa, virus Junín (fiebre hemorrágica argentina), virus Machupo (fiebre hemorrágica boliviana)
	Filoviridae	*Filovirus*	Virus de Marburgo, virus Ébola
	Bunyaviridae	*Orthobunyavirus*	Bunyamwera, encefalitis de California, encefalitis de La Crosse
		Phlebovirus	Fiebre Sandfly, fiebre del Valle del Rift, virus Uukuniemi

Cuadro 4-3. Virus que causan enfermedades transmisibles en los humanos (continuación)

Grupo	Familia	Género	Ejemplos
		Nairovirus	Fiebre hemorrágica de Crimea-Congo
		Hantavirus	Fiebre hemorrágica de Corea, virus del Cañón del Muerto, virus Cuatro Esquinas, síndrome pulmonar
	Orthomyxoviridae	*Influenzavirus A*	Gripe A
		Influenzavirus B	Gripe B
	Paramyxoviridae	*Paramyxovirus*	Parainfluenza, parotiditis
		Morbillivirus	Sarampión
		Pneumovirus	Virus sincicial respiratorio
	Rhabdoviridae	*Vesiculovirus*	Estomatitis vesicular
		Lyssavirus	Rabia
VI (ssRNA-RT)	*Retroviridae*	*Deltaretrovirus*	Virus linfotrópico T humano
		Lentivirus	SIDA
VII (dsDNA-RT)	*Hepadnaviridae*	*Orthohepadnavirus*	Hepatitis B

El cuadro 4-3 incluye algunos virus que causan enfermedades transmisibles en los seres humanos.

5

Virus de la influenza

INTRODUCCIÓN

El virus de la influenza, conocido como el de la gripe, experimenta constantes mutaciones que le permiten evadir los anticuerpos protectores que se han desarrollado tras exposiciones previas a gripes o vacunas. Cada dos o tres años el virus sufre algunos cambios menores en su genoma. Sin embargo, aproximadamente cada decenio, luego de que una gran parte de la población mundial logra algún nivel de resistencia a estos cambios menores, el virus evoluciona drásticamente, lo cual le permite infectar fácilmente a grandes grupos poblacionales de todo el mundo y afectar a cientos de millones de personas cuyas defensas inmunitarias no son adecuadas para resistir su embate. El virus de la gripe también es conocido por realizar pequeñas variaciones de forma en periodos muy cortos de tiempo. Por ejemplo, durante la pandemia de gripe española, la oleada inicial de la enfermedad fue relativamente leve y controlada, mientras que la segunda oleada, un año después, fue altamente letal y ocasionó millones de muertes.

Virus de influenza aviaria (IA)

La gripe aviaria (o de las aves) es causada por los virus de la influenza tipo A que se presentan de manera natural entre las aves. Hay diferentes subtipos de estos virus, producidos como consecuencia de los cambios en ciertas proteínas en la superficie del virus de la influenza tipo A y por la forma en que las proteínas se combinan. Cada combinación representa un subtipo diferente. Todos los subtipos conocidos de virus de influenza tipo A se pueden encontrar en las aves. El virus de la gripe aviaria que causa preocupación en la actualidad es del subtipo H5N1. El riesgo de contraer influenza aviaria es generalmente bajo para la mayoría de las personas, porque normalmente los virus no infectan a los humanos. El virus H5N1 es uno de los pocos virus de influenza aviaria que ha atravesado la barrera entre las especies y ha infectado a seres humanos, además de que es el más mortal de todos.

La mayoría de los casos de contagio de influenza por el virus H5N1 en seres humanos se produjeron por el contacto con aves de corral infectadas (p. ej., pollos, patos y pavos domésticos) o con superficies contaminadas con secreciones y excreciones de aves infectadas.

Hasta ahora, la diseminación del virus H5N1 entre las personas ha sido limitada y no ha continuado más allá de una persona. Sin embargo, como todos los virus de la influenza tienen la capacidad de cambiar, los científicos temen que algún día el virus H5N1 pueda infectar a los seres humanos y diseminarse con facilidad entre las personas.

Contagio humano con virus de influenza porcina (SIV)

Los virus de la gripe porcina generalmente no contagian a los seres humanos. No obstante, se han registrado casos esporádicos de contagio de gripe porcina en seres humanos. Estos casos se presentan en personas que tienen contacto directo con los cerdos (p. ej., niños que están cerca de los cerdos en una feria o trabajadores de la industria porcina).

El contagio de la gripe porcina entre humanos también es posible. Se cree que esto sucede de la misma manera en que se desarrolla una gripe de temporada en las personas; es decir, principalmente a través de la tos y los estornudos de las que están infectadas con el virus de la influenza. Las personas se pueden contagiar si tocan algo infectado con el virus de la gripe y luego se llevan la mano a la boca o la nariz.

Antes, los CDC recibían informes de aproximadamente un caso de contagio humano con el virus de la influenza porcina cada uno o dos años en EUA, pero de diciembre de 2005 a febrero de 2009 se reportaron 12 casos de contagio humano de influenza porcina.

El virus de la influenza porcina no se contagia a través de los alimentos. No puede contagiarse influenza porcina por ingerir cerdo o productos derivados de él. El consumo de cerdo cocido y manipulado adecuadamente es seguro. La cocción del cerdo a una temperatura interna de 160 °F mata el virus de la gripe. Los síntomas de la gripe porcina en los seres humanos son similares a los síntomas habituales de la influenza de temporada en los seres humanos e incluyen fiebre, letargo, falta de apetito y tos. Algunas personas que padecen gripe porcina también han presentado síntomas como secreción nasal, dolor de garganta, náuseas, vómitos y diarrea.

Para diagnosticar el contagio de influenza porcina A, generalmente se necesita recolectar una muestra respiratoria dentro de los primeros 4 a 5 días de la enfermedad (cuando la persona infectada tiene mayores probabilidades de contagiar la enfermedad). Sin embargo, algunas personas, especialmente los niños, pueden seguir contagiando durante 10 días o más. Para confirmar la presencia del virus de la influenza porcina A es necesario enviar la muestra a los CDC para hacer pruebas de laboratorio.

Los virus de la influenza se pueden transmitir de los cerdos a las personas y de las personas a los cerdos. Las infecciones en los seres humanos por los virus de la influenza provenientes de los cerdos tienen más probabilidad de ocurrir en las personas que están en contacto cercano con cerdos infectados, como las que trabajan en criaderos de cerdos y las que participan en las casetas de cerdos en las ferias de exhibiciones de animales de cría. La transmisión de la influenza porcina de persona a persona también puede ocurrir. Se cree que esta transmisión es igual a la de la influenza estacional en las personas; es decir, principalmente de persona a persona cuando las personas infectadas por el virus de la influenza tosen o estornudan. Las personas pueden infectarse al tocar algo que tenga el virus de la influenza y luego llevarse las manos a la boca o la nariz.

LA FAMILIA DE LOS VIRUS DE LA INFLUENZA *(ORTHOMYXOVIRIDAE)*

Orthomyxoviridae es una familia de virus RNA que infecta a los vertebrados, la cual incluye los virus de la influenza o gripe.

- Influenzavirus A: aves y humanos, equinos, suinos, visón, focas, ballenas.
- Influenzavirus B: sólo humanos.
- Influenzavirus C: humanos y suinos (rara y grave enfermedad).
- Orthomyxovirus transmitidos por garrapatas: infección humana ocasional (Dhori y Thogoto).

Los virus de la influenza se caracterizan porque tienen una envoltura y son isométricos, con la siguiente morfología (del interior al exterior):

- Ribonucleoproteínas (8 segmentos en tipos A y B, 7 en C).

- RNA-Pol dependiente de RNA.
- Proteína NS2.
- Proteína de la matriz.
- Glucoproteínas de membrana: hemaglutinina (HA) y neuraminidasa (NA).

La hemaglutinina (HA) es un trímero formado por tres polipéptidos cada uno de los cuales tiene una secuencia señal. Tras ella aparece un dominio rico en sitios de glucosilación, y finalmente, una zona hidrófoba: el péptido fusogénico, que es responsable de la fusión de la membrana vírica con la celular para permitir la entrada a la célula; por último está la zona con la que se ancla a la membrana.

Se caracteriza por tener varios puentes disulfuro internos responsables de la estructura. Para que la proteína sea funcional, debe producirse un corte antes del péptido fusogénico. Si no se produce este corte, la proteína es afuncional y el virus no puede infectar. Las dos partes cortadas de la molécula siguen unidas por puentes disulfuro.

La neuraminidasa (NA) es un tetrámero formado por pequeños polipéptidos con una región de anclaje a membrana y una región globular funcional. Las zonas más expuestas funcionan en el reconocimiento del hospedero, pero también como determinantes antigénicos.

Ciclo replicativo de los virus de la influenza

Toda la primera fase del ciclo replicativo es estándar. La principal particularidad es que el proceso de replicación no se lleva a cabo si se trata con el antiviral amantadina (inhibe la RNA-Pol celular) o si se infectan las células anucleadas. Esto se debe a que los procesos de replicación y transcripción ocurren en el núcleo.

1. En el ciclo de infección del virus, las primeras dianas son células epiteliales en las que el virus reconoce restos de ácidos siálicos de las glucoproteínas de membrana a través de la hemaglutinina. Aquí actúa la neuraminidasa, que hidroliza los restos de ácidos siálicos de las proteínas a las que pertenecen, evitando que el virus quede anclado a los ácidos siálicos de las mucoproteínas que recubren los epitelios.
2. La entrada se produce por endocitosis. El endosoma se fusiona con un lisosoma y esto disminuye el pH y provoca un cambio en la hemaglutinina, que va a interaccionar con la membrana del endosoma. Las cabezas globulares de la proteína se apartan hacia un lateral y queda expuesto el péptido fusogénico, que es hidrófobo. Esta secuencia hidrófoba busca su estabilidad integrándose en la membrana del endosoma. En este momento, una región bisagra de la proteína acerca ambas membranas, facilitando su fusión.

3. El ingreso del genoma del virus en el núcleo se produce gracias a mecanismos celulares. Las nucleoproteínas tienen afinidad por una serie de intermediarios que interaccionan con el complejo del poro nuclear, permitiendo el acceso al núcleo. Esto sólo puede ocurrir si las nucleoproteínas están libres; es decir, no están asociadas a la proteína de la matriz.
4. Una vez que el genoma del virus está en el núcleo, se produce la transcripción. La lleva a cabo la RNA-Pol del virus, siempre y cuando el RNA esté unido a las nucleoproteínas. La enzima necesita usar como cebador un *cap* con unos cuantos nucleótidos.
5. Los RNAm se dirigen a dos lugares: el citoplasma (aquellas proteínas con señales de reconocimiento nuclear, que en cuanto se sinteticen, vuelven al núcleo) o RER (aquellas proteínas con péptido señal, que serán glucosiladas y acabarán asociadas a la membrana).
6. La replicación se lleva a cabo a través del mismo mecanismo enzimático de la célula.
7. Una vez que se tienen todas las piezas del virus, éstas se ensamblan. En el núcleo se asocia el RNA con las nucleoproteínas y éstas con las proteínas de la matriz, que engloban también a la RNA-Pol. Todo el complejo interacciona con el complejo de poro nuclear y sale hacia el citoplasma. El RNA del virus no vuelve a entrar en el núcleo, porque ya está asociado con la proteína de la matriz.
8. Por último, se reconocen las zonas de la membrana con proteínas víricas y se libera el virus por gemación.

Estos viriones no son capaces de infectar a otras células ya que necesitan del procesamiento de la hemaglutinina.

CLASIFICACIÓN DE LOS VIRUS DE LA INFLUENZA CON EL CÓDIGO DE LA OMS

Las diferentes cepas del virus de la influenza se catalogan con el código convencional de la Organización Mundial de la Salud (OMS), el cual se basa en:

- Tipo antigénico del centro de la nucleoproteína: A, B o C.
- Huésped de origen: *sw* para el cerdo, *eq* para el equino, *av* para las aves. Si no está especificado, el virus es de origen humano.
- Origen geográfico del primer aislamiento.
- Número de cepas. Hay un orden numérico que establece la cronología en la cual las cepas fueron aisladas para un laboratorio y año concerniente.

- Año del aislamiento.
- Toda esta información se separa con una barra diagonal.

Así, la cepa A/Beijing/32/92/(H3N2) se refiere al virus de la influenza tipo A, aislado en Beijing como cepa 32 en el año 1992, clasificado como subtipo H3N2 (con base en su hemaglutinina y neuraminidasa). En ocasiones puede aparecer el vocablo inglés *like,* que significa "cepa equivalente a". Por ejemplo: A/Sydney/05/97-Like. Los cambios antigénicos sólo suceden en influenzavirus A y son acontecimientos frecuentes (cada 365 días), pero son menos comunes en el virus B y no han sido demostrados en el C. Las variaciones antigénicas involucran principalmente las dos glucoproteínas externas del virus: la HA y la NA.

Los cambios menores antigénicos se refieren a los cambios que ocurren con frecuencia (cada año o varios años) dentro de un subtipo de influenza y se conocen como *drift* (figura 5-1).

Los principales y repentinos cambios mayores antigénicos que anuncian una pandemia de influenza quizá resultan de un mecanismo diferente del que produce los cambios menores. El *shift* antigénico (figura 5-2) sólo afecta a los influenzavirus A humano y animal. Dichos virus son nuevos y la población no tiene inmunidad. Como no existe una relación serológica, cada uno recibe distinta denominación. En este siglo aparecieron tres nuevos HA y dos nuevos NA.

La cepa humana del virus A y otra de un ave pueden infectar simultáneamente a una célula huésped. Durante el proceso de replicación del virus es posible que un nuevo virus híbrido contenga una mezcla de genes del virus humano y del ave. Si los genes que codifican para HA o NA en la nueva cepa son derivados de material de aves, los antígenos de superficie no serán reconocidos por los anticuerpos existentes en la población humana. La nueva cepa, por lo tanto, tendrá una gran ventaja evolucionaria sobre las cepas viejas y poseerá otras propiedades en cuanto a virulencia y transmisión; de esta manera, las personas de todas las edades podrán ser susceptibles a ella y acaecer un estallido mundial de influenza, es decir, una pandemia. Numerosas cepas nuevas podrían ser producidas por recombinación entre virus influenza A de humanos y de animales. Las aves acuáticas son la fuente de todos los virus influenza en otras especies. Ya que los virus influenza humanos no se propagan en las aves, y viceversa, se presupone que esta recombinación ocurre en una especie tolerante para aceptar virus del humano y del reservorio de las aves.

INFECCIONES POR LOS VIRUS DE LA INFLUENZA

La influenza estacional[7] es una enfermedad respiratoria aguda, recurrente y común que se conoce desde la antigüedad y se presenta sobre todo durante los meses de invierno con un elevado impacto para la salud pública mundial.

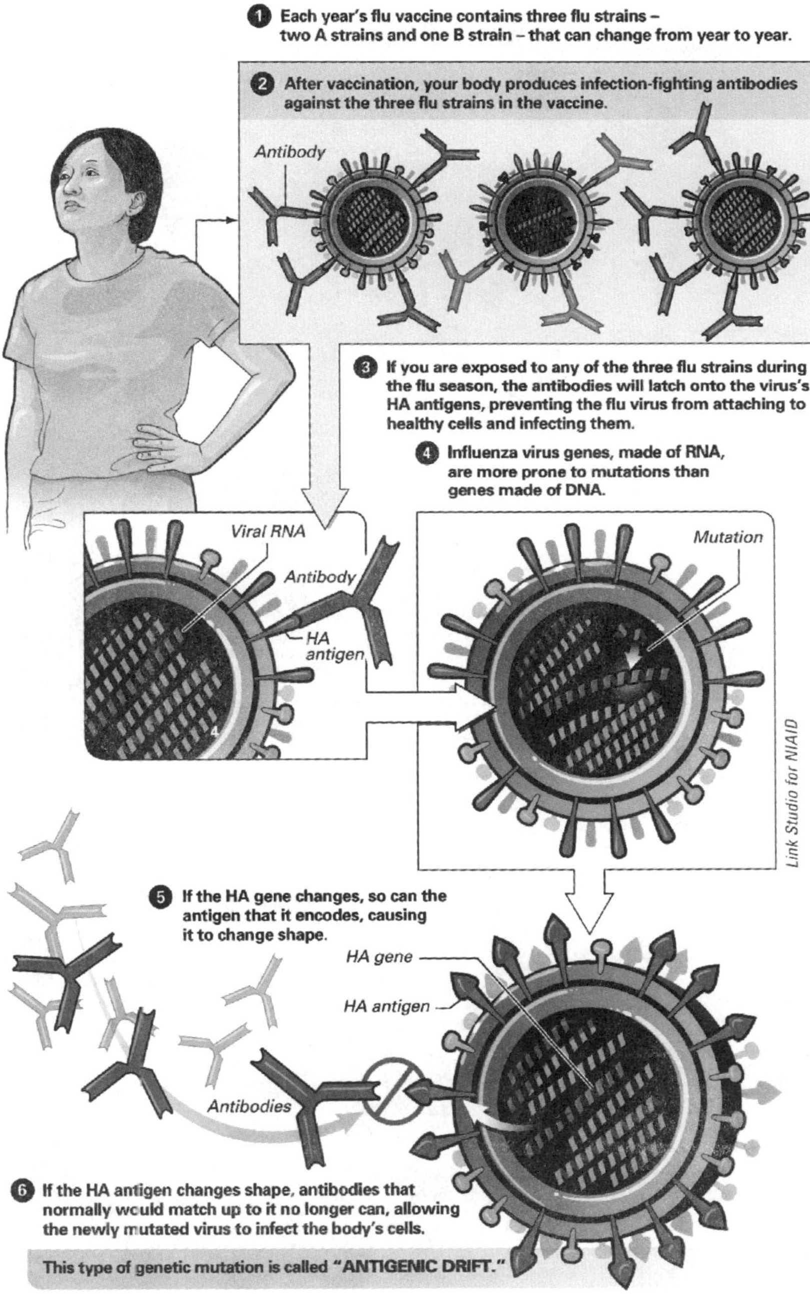

Figura 5-1. *Drift* antigénico del virus de la influenza. Imagen pública de libre acceso tomada de: *National Institute of Allergy and Infectious Diseases* (NIAID). http://www3.niaid.nih.gov/topics/Flu/Research/basic/AntigenicDriftIllustration.html.

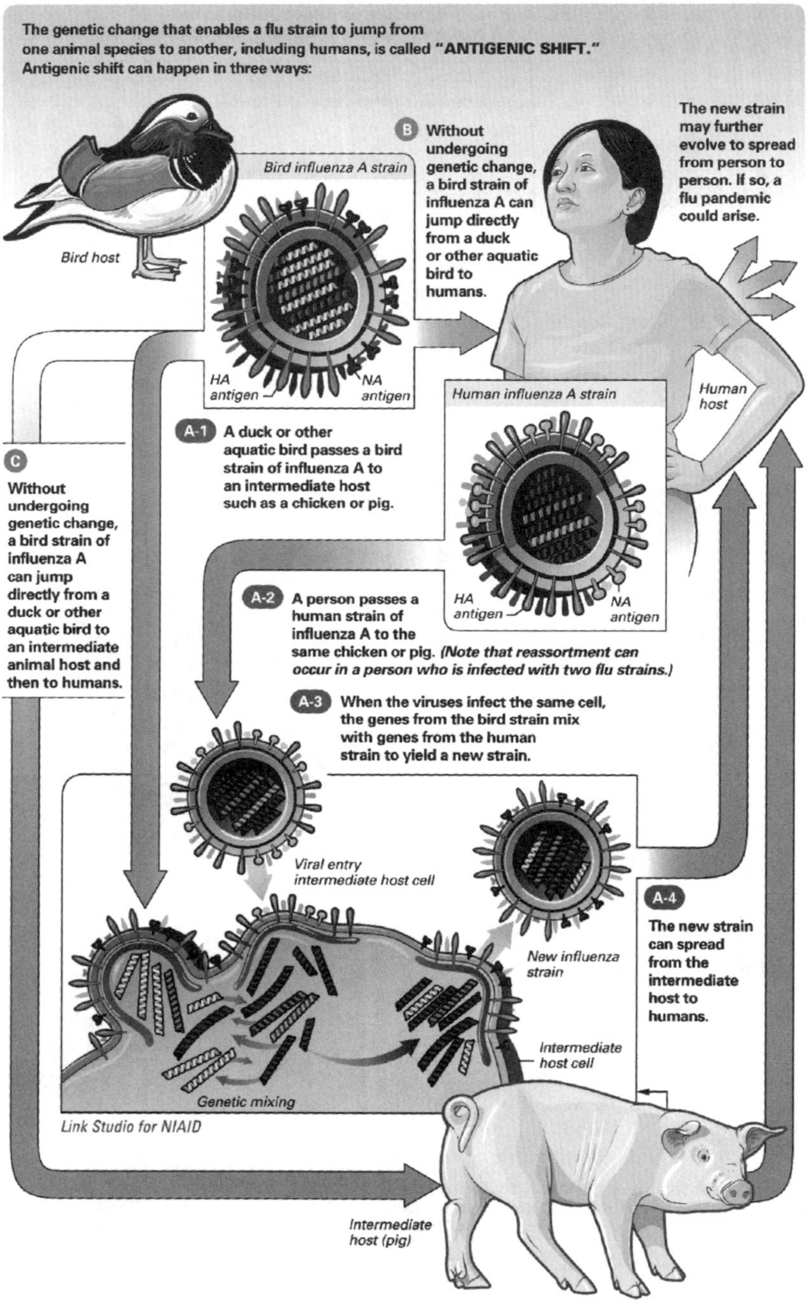

Figura 5-2. *Shift* antigénico del virus de la influenza. Imagen pública de libre acceso tomada de: *National Institute of Allergy and Infectious Diseases* (NIAID). http://www3.niaid.nih.gov/topics/Flu/Research/basic/AntigenicShiftIllustration.html.

La enfermedad se manifiesta con altas tasas de morbilidad en individuos de todas las edades y elevadas tasas de mortalidad en niños, individuos mayores de 60 años de edad, pacientes con enfermedades crónicas y mujeres embarazadas.

Las estrategias de prevención incluyen el uso de vacunas inactivadas o subunitarias, o vacuna con virus genéticamente modificados. Dos subtipos de virus de influenza tipo A y un virus de influenza tipo B causan la enfermedad en humanos.

Los virus de influenza A que afectan a los humanos mutan con facilidad, por lo que con frecuencia aparecen nuevas variantes antigénicas de cada subtipo, lo cual obliga a incluir dichas variantes en las vacunas anuales para brindar una adecuada protección a la población. La influenza pandémica se refiere a la introducción y posterior diseminación mundial de un nuevo virus de influenza en la población humana, lo cual ocurre de manera esporádica, pero como los seres humanos carecen de inmunidad para el nuevo virus, pueden suscitarse epidemias graves con elevadas tasas de morbilidad y mortalidad.

INFECCIONES POR INFLUENZA TIPO A

Desde el punto de vista histórico, el origen de las pandemias de influenza se debe a la transmisión de virus de aves al hombre o la transferencia de genes de éstos a los virus de la influenza estacional. En las aves acuáticas silvestres migratorias o costeras se mantiene una gran diversidad de subtipos de virus de influenza, los cuales se introducen eventualmente en las aves domésticas, donde algunos virus adquieren la capacidad de infectar a mamíferos, incluido el hombre. El proceso de adaptación de los virus aviarios a hospederos mamíferos requiere tiempo, por lo que la presentación de estos casos puede tardar varios años.

Desde diciembre de 2003 en varios países del sureste asiático las aves domésticas son afectadas por una epidemia de influenza aviaria (subtipo H5N1) de grandes proporciones. En febrero de 2006 la epidemia se extendió a países de Europa y África, con un fuerte impacto económico para la avicultura comercial, debido al sacrificio de más de 180 millones de aves. La influenza común estacional (gripe o resfriado común por virus de la influenza) son infecciones que se pueden prevenir mediante el uso adecuado de vacunas, sobre todo, en las poblaciones en riesgo. Los virus de influenza endémicos mutan con facilidad, por lo que es necesario adecuar cada año las vacunas con los virus circulantes para su prevención.

Las mutaciones del virus de la influenza han ocasionado brotes pandémicos debido a la transmisión eficaz de un nuevo virus en pacientes que carecen de inmunidad para controlarla. Las infecciones por nuevos virus o cepas de la influen-

[7] Gripe convencional o resfriado común.

za suponen emergencias y grandes retos para la medicina y la salud pública, con implicaciones políticas, sociales y económicas, por lo que todos los sectores de la población deben participar en los planes de preparación y cualquier decisión al respecto deberá tomarse sobre la base del conocimiento científico.

Otros virus de influenza de los subtipos H5, H7 y H9 han ocasionado infecciones de menor impacto en humanos.

La denominación internacional de los virus de influenza debe indicar

- El género (tipo) del virus.
- La especie animal (en inglés) de la que se aisló —excepto cuando procede de humanos.
- El lugar del aislamiento.
- El número de caso del laboratorio.
- El año del aislamiento.
- El subtipo de HA y NA del virus entre paréntesis.

De modo que, por ejemplo, un virus aislado de humanos en Hong Kong en 1997 se describe como: A/Hong Kong/156/97 (H5N1), y un virus aislado de pollos en el mismo lugar y año se identifica como: A/chicken/Hong Kong/Y280/97 (H5N1). Los virus que tienen mezclas de genes de diferentes virus de influenza A se denominan genotipos y las variaciones genéticas dentro de un mismo subtipo de virus se denominan linajes.

ZOONOSIS Y FILOGENIA DE LOS VIRUS DE INFLUENZA A

Las aves silvestres acuáticas migratorias, tanto de lagos como de costeras, son los reservorios naturales de toda la constelación genética de los virus de influenza, en particular las especies de los órdenes Anseriforme (como patos) y Passeriforme (gansos) —ambas aves silvestres migratorias de lagos—, y las del orden Charadriforme (gaviotas y golondrinas marinas, entre otras), que son aves acuáticas migratorias de las costas. En todas estas aves silvestres, los virus han alcanzado un estado evolutivo estable y por lo general no causan trastornos clínicos en ellas. Todos los subtipos de HA, incluidos los identificados en los últimos 16 años (HAs 14, 15, y 16), se aislaron de patos y gaviotas, lo cual demuestra que ocurrieron mayores cambios genéticos virales en estas aves.

El hombre desempeña un papel importante como transmisor directo o indirecto del virus, sea por transporte mecánico a través de la ropa, equipos o vehículos contaminados, o bien por el contrabando de aves silvestres, de ornato, de pelea y comerciales. También se reconoce el papel del cerdo como hospedero intermediario, adaptador y amplificador de ciertos subtipos virales para infecciones en humanos.

Los estudios genéticos de los virus de influenza clásica del cerdo y de los subtipos H1 y H3 en humanos indican que tienen un ancestro común de origen aviar y una relación filogenética cercana entre ellos.

Características del virus de influenza A

La partícula vírica tiene un tamaño de 80 a 120 nm de diámetro, forma estructuras pleomórficas o esféricas, y contiene un genoma de ocho segmentos de RNA de cadena sencilla y polaridad negativa. Cinco de los segmentos son monocistrónicos y codifican para una proteína, mientras que los otros tres contienen marcos abiertos de lectura (ORF) para dos proteínas de cada uno de los tres segmentos. En el cuadro 5-1 se describen las proteínas que se expresan por cada uno de los segmentos del RNA viral y las funciones que realizan. La nucleoproteína (NP) está unida a las cadenas de RNA, que en el microscopio electrónico se observan como estructuras helicoidales. La envoltura viral es lipídica, se deriva de la membrana plasmática de la célula infectada y contiene dos glucoproteínas a manera de espículas (HA y NA).

En los virus de influenza A se describen 16 diferentes subtipos antigénicos de HA (H) y nueve diferentes subtipos de NA (N). Cada virus de influenza contiene en cualquier combinación sólo un subtipo de HA (H1-H16) y un solo subtipo de NA (N1-N9), lo cual puede generar un número extenso de posibles combinaciones o subtipos, de los cuales casi todos se encuentran en las aves silvestres acuáticas.

La HA es una glucoproteína integral de superficie que forma espículas y lleva cabo la adherencia a la célula susceptible y la fusión de membranas, y sirve para el reconocimiento antigénico que induce la respuesta inmunitaria. Figura 5-3.

La NA es un tetrámero glucoproteínico en forma de hongo que se encuentra en la envoltura del virus; tiene la función principal de catalizar el rompimiento del ácido siálico (AS) para liberar los viriones de la célula infectada; también permite el transporte del virus a través de la capa de mucina del tracto respiratorio.

La proteína M2 es una proteína integral de la envoltura viral que forma un poro o canal iónico encargado de controlar el pH intracelular, lo cual logra al permitir la entrada de iones al virión durante la fase de desnudamiento en el ciclo de replicación. Esta proteína es el blanco de agentes antivirales, como la amantadina y la rimantadina, y las mutaciones que ocurren en el gen que codifica esta proteína determinan la resistencia a los fármacos antivirales.

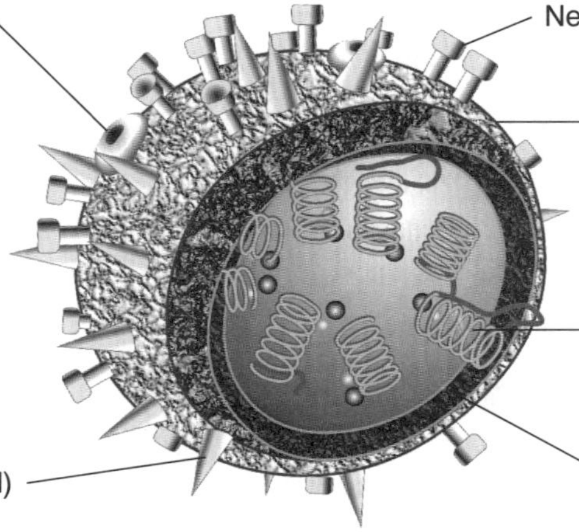

Figura 5-3. Esquema estructural del virus de la influenza.

Virus de la influenza en las aves

Los virus de influenza que infectan a las aves pueden dividirse en dos grupos, según su capacidad para causar enfermedad en los pollos. En el primer grupo se encuentran todos los subtipos de virus de influenza que han sido identificados en las aves, cuya replicación se limita a células de los tractos respiratorio y digestivo, y causan leves manifestaciones clínicas o su presencia transcurre de forma imperceptible, denominados virus de baja patogenicidad. Las infecciones con este grupo de virus pueden agravarse por infecciones secundarias con otros agentes patógenos e incrementar así la morbilidad relacionada con signos respiratorios, retraso en el crecimiento o disminución en la postura, así como aumentar la mortalidad. El segundo grupo se genera por mutaciones en los virus de los subtipos H5 y H7, que adquieren la capacidad de causar infecciones sistémicas; ocasionan tasas de mortalidad en las parvadas afectadas de hasta 100% y se denominan virus de alta patogenicidad.

La influenza aviar se describió por primera vez en las aves domésticas en 1878 en Italia, en un brote que afectó a las gallináceas con una elevada mortalidad; se denominó entonces "peste aviar" y fue causada por un virus de alta patogenicidad. De 1959 a la fecha se han notificado a escala mundial diversos brotes causados por virus de alta patogenicidad de los subtipos H5 y H7 en las aves domésticas cuyo efecto en el hombre se demostró en años recientes.

El virus que causó el brote en Pensilvania en 1983 contenía al principio aminoácidos básicos en el sitio de rompimiento de la HA compatible con virus de alta patogenicidad, pero no causaba la muerte de las aves al inocularse por vía intravenosa, debido a que presentaba un sitio de glucosilación cercano al sitio de rompimiento que actuaba como una barrera física que impedía la acción enzimática. La mutación que causó la pérdida de ese sitio de glucosilación determinó que el virus se convirtiera en una variedad de alta patogenicidad. En Asia continúa sin identificarse el precursor de baja patogenicidad del virus H5N1.

Contagio de los virus de influenza aviaria en seres humanos

El virus de la influenza humana por lo general se refiere a los subtipos que se diseminan con facilidad entre los seres humanos. En la actualidad sólo se conocen cuatro virus de influenza subtipo A entre los humanos (H1N1, H1N2, H3N2 y H7N2). Es probable que algunas partes genéticas de los actuales virus de influenza humana tipo A provengan originariamente de las aves. Los virus de influenza tipo A cambian constantemente y otras cepas pueden adaptarse con el tiempo para infectar a los seres humanos y diseminarse entre ellos.

Durante los brotes producidos últimamente en Asia, Europa y África más de la mitad de las personas infectadas con el virus H5N1 murieron. La mayoría de los casos ocurrieron en niños y adultos jóvenes que estaban sanos antes de contraer la enfermedad. Sin embargo, es posible que sólo se hayan informado los casos que revestían mayor gravedad y que el rango completo de las manifestaciones de la enfermedad causada por el virus H5N1 no se haya determinado todavía.

Los síntomas de la influenza aviaria en los seres humanos han comprendido desde los signos típicos de la influenza en seres humanos (p.ej., fiebre, tos, dolor de garganta y dolores musculares) hasta infecciones oculares, neumonía, enfermedades respiratorias graves (como dificultades respiratorias agudas) y otras complicaciones graves que pueden poner en riesgo la vida. Los síntomas de la influenza aviaria pueden depender del virus que cause la infección.

Como estos virus normalmente no infectan a los seres humanos, hay una escasa o nula protección inmunitaria contra ellos. Si el virus H5N1 logra diseminarse con facilidad entre las personas, podría desatarse una pandemia (brote de la enfermedad a escala mundial). Nadie puede predecir cuándo se puede desatar una pandemia; sin embargo, los expertos de todo el mundo están observando detenidamente la situación del virus H5N1 y se están preparando para la posibilidad de que el virus pueda comenzar a diseminarse con más facilidad y en mayor escala entre las personas.

INFLUENZA PORCINA O GRIPE DEL CERDO

La gripe porcina (SIV) es una enfermedad vírica que ataca a los porcinos y ocasionalmente se transmite a los seres humanos.

La gripe porcina (también conocida como influenza porcina o gripe del cerdo) es una enfermedad infecciosa causada por cualquier virus perteneciente a la familia *Orthomyxoviridae,* que es endémica en las poblaciones porcinas.

Estas cepas virales, conocidas como virus de la influenza porcina o SIV (por las siglas en inglés de *Swine Influenza Viruses)* han sido clasificadas en Influenzavirus C o en alguno de los subtipos del género Influenzavirus A (siendo las cepas más conocidas la H1N1, la H3N2 y la H3N3, aisladas en la ciudad de Quebec, Canadá, y la H1N2, aisladas en Japón y Europa).

Otro virus perteneciente a la familia *Orthomyxoviridae,* que incluye a los virus causantes de la gripe, es el Influenzavirus C o virus de la gripe C.

Se ha confirmado que los Influenzavirus C infectan a los seres humanos y a los cerdos, ocasionándoles gripe. Sin embargo, la enfermedad o infección por el virus de la gripe tipo C no es muy común en comparación con la generada por los Influenzavirus A y los Influenzavirus B, que generalmente llegan a ser graves y ocasionan epidemias locales y pandemias.

Se sabe que la gripe porcina es ocasionada por los virus de la influenza tipo A (H1N1), H1N2, H3N1, H3N2 y H2N3.

En la población porcina existen tres subtipos del virus de la influenza tipo A (H1N1, H3N2 y H1N2) que circulan en todo el mundo. En EUA el subtipo H1N1 había sido una causa frecuente de infección entre la población porcina hasta antes de 1998, pero desde finales de agosto de ese mismo año se han aislado de los cerdos los subtipos H3N2.

A partir de 2004 las cepas virales H3N2 fueron aisladas en Turquía y EUA, aunque se llegaron a encontrar rastros genéticos de humanos (HA, NA y PB1), cerdos (NS, NP, y M) y aves de corral (PB2 y PA). El virus H1N1 es uno de los descendientes de la gripe española que causó una pandemia devastadora en la humanidad durante el periodo comprendido entre 1918 y 1919. Luego de que finalizó la pandemia, el virus persistió en cerdos y, con ello, los descendientes del virus de 1918 circularon en los seres humanos durante todo el transcurso del siglo XX, contribuyendo a la aparición normal de gripe estacional cada año. No obstante, la transmisión directa de cerdos a humanos es muy rara y sólo se han demostrado 12 casos en EUA desde 2005.

Signos y síntomas en la infección por SIV en cerdos

Los animales muestran un cuadro respiratorio caracterizado por tos, estornudos, temperatura basal elevada, descargas nasales, letargo, dificultades respiratorias (frecuencia de respiración elevada y respiración bucal) y apetito reducido. La excreción nasal del virus puede aparecer alrededor de 24 h después de la infección. Las tasas de morbilidad son altas y pueden llegar a ser de 100%, aunque la mortalidad es muy baja y la mayoría de los cerdos se recuperan entre cinco y siete días después de la aparición de los síntomas.

La transmisión de la enfermedad se realiza por contacto a través de secreciones que contienen el virus (a través de la tos o el estornudo, y de las descargas nasales).

Signos y síntomas en la infección por SIV en humanos

La gripe porcina infecta a algunas personas cada año y la padecen típicamente las personas que estuvieron en contacto con cerdos de forma ocupacional, aunque también puede transmitirse de una persona a otra. Los síntomas en seres humanos incluyen: aumento de secreción nasal, tos, dolor de garganta, fiebre alta, malestar general, pérdida del apetito, dolor en las articulaciones, vómitos, diarrea y en casos de mala evolución, desorientación, pérdida de la conciencia y ocasionalmente puede terminar en la muerte. Las personas que trabajan con aves de corral y cerdos, en especial aquellos con grandes periodos de exposición, tienen un aumento en el riesgo de infección zoonótica con virus de gripe endémicos para estos animales, y constituyen una población de huéspedes humanos en los que eventualmente pudiera ocurrir una mutación por reordenamiento genético. La transmisión de gripe de cerdos a humanos con trabajos que tienen que ver con porcinos fue documentada en un pequeño estudio de vigilancia realizado en el año 2004 por la Universidad de Iowa. Este estudio junto a otros, forman la base de la recomendación para las personas con esta clase de trabajos (que involucren la manipulación de cerdos) deberían ser objeto de mayor vigilancia epidemiológica.

6

Prevención, control y tratamiento del virus de la influenza

INTRODUCCIÓN

La palabra influenza proviene del término latino *influentia* o *influence* (influir); apareció en Italia durante el siglo XV a partir de la creencia de que las epidemias eran el resultado de alineamientos astrológicos adversos o de otras influencias ocultas. Algo semejante a una epidemia de influenza describió Hipócrates en el año 412 a.C. y numerosos episodios fueron referidos en la Edad Media. La influenza ha cobrado millones de vidas a través de los siglos. La más célebre pandemia es la de 1918 a 1919 (gripe española) y en ella fallecieron más de 40 millones de personas en el mundo.

Cuando una enfermedad afecta a todo el mundo se le denomina pandemia. Las pandemias de influenza suelen ocurrir cada 10 a 40 años, pero hay epidemias que se presentan todos los años y su impacto global obliga a tomar medidas preventivas. Desde 1933, cuando se aisló el virus A de la influenza, hasta la actualidad se han reportado varias pandemias: en 1957 surgió la gripe asiática, en 1968 ocurrió la gripe de Hong Kong, en 1977 tuvo lugar la gripe rusa —la menos grave— y en 2009 apareció la influenza norteamericana en México, EUA y en menor escala en Canadá.

Una gran proporción de la población mexicana carece de una cultura adecuada sobre la influenza o gripe; en principio, porque la confunde con el catarro común y con otras enfermedades infecciosas virales o bacterianas producidas por gérmenes específicos, como son el virus sincicial respiratorio, el rinovirus, el adenovirus, la *Haemophilus influenzae,* el *Streptococcus viridans* y otros más que provo-

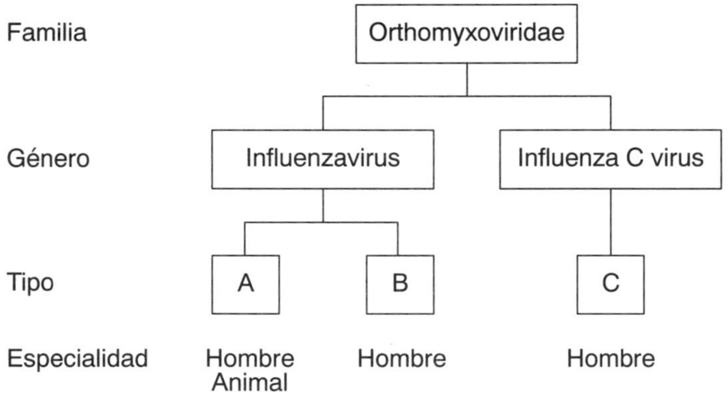

Figura 6-1. Clasificación de los virus de la influenza. Fuente: Kingsbury DW: Orthomyxoviridae and their replication. En: Fields BN, Knipe DM, Chanock RM et al. (eds.): *Fields virology.* 2ª ed. Nueva York, Raven Press, 1990:1076-1087.

can sintomatología con características comunes. Estos padecimientos han sido erróneamente identificados con la gripe y quizá el término más apropiado para ellos es el de infección de las vías aéreas superiores (IVAS).

En general, en México se cree que no existe una vacuna contra la gripe a pesar de que la vacuna ha demostrado su utilidad para prevenir la influenza, sobre todo en las personas de alto riesgo o en quienes está indicada. En los países desarrollados la influenza está catalogada como un problema de salud pública, ya que ocupa una de las 10 primeras causas de morbimortalidad y se incrementa durante las epidemias invernales, sobre todo en los grupos de riesgo. Los brotes epidémicos de influenza provocan ausentismo escolar y laboral, y los gastos que ocasiona a la sociedad son elevados. La mayoría de las naciones desarrolladas se ubican cerca del Polo Norte, lo cual origina un invierno más crudo y prolongado, que obliga a permanecer más tiempo en lugares cerrados y con un mayor número de personas, lo cual facilita la transmisión de la enfermedad.

La gripe o influenza es una enfermedad infecciosa altamente contagiosa producida por los virus de la influenza que pertenecen a la familia Orthomyxoviridae de los virus RNA. El género influenzavirus incluye los virus A y B, y es la causa más importante de morbilidad y mortalidad. Recientemente el virus C fue colocado en un género diferente (figura 6-1).

La profilaxis a la influenza incluye vacunas con virus vivos y virus muertos o inactivados. Aquí sólo se hará referencia a las vacunas con virus inactivados, porque son las únicas autorizadas para su uso en México. Existen tres tipos de vacunas trivalentes con virus inactivados: las vacunas enteras, las vacunas de virión fragmentado y las vacunas de subunidad viral. Las vacunas de virión entero están elaboradas con virus inactivados intactos. Como contienen lípidos de la envoltura viral se asocian con efectos adversos, por lo que han sido reemplazadas especialmente por vacunas fragmentadas o elaboradas con subunidades, aunque no de forma exclusiva, para su uso en niños (Fluzone®). Las vacunas de virión fragmentado están hechas a partir de fragmentación del virus con agente separador. El proceso libera proteínas estructurales virales, como la matriz y las nucleoproteínas, y parcialmente solubiliza las glucoproteínas de superficie. Estas vacunas poseen antígenos internos y externos requeridos para estimular ampliamente la producción de anticuerpos y están libres de lípidos reactogénicos; por ello, las vacunas fragmentadas inducen menos reacciones adversas que los preparados con virión entero (Fluarix®).

Las vacunas de subunidades de virión transitan por otro paso en el proceso de purificación. Los antígenos internos son removidos, dejando una vacuna que contiene sólo hemaglutininas y neuraminidasas, que son los antígenos de superficie. Las reacciones locales y sistémicas son similares a las encontradas en las vacunas fragmentadas.

La Sociedad Internacional para la Terapia Celular con Células Madre, Medicina Regenerativa y el Antienvejecimiento, S. C. (SITECEM) considera que es recomendable impulsar la inmunización en la población en general. Los médicos deben administrar la vacuna a cualquier persona que lo solicite, para reducir el riesgo de contraer la enfermedad. Las personas que proveen servicios importantes a la comunidad deben ser consideradas para la vacunación, con el objeto de minimizar la interrupción de servicios o actividades esenciales durante los brotes de influenza. Los estudiantes u otras personas que laboran en instituciones (incluyendo dormitorios) también deben ser exhortados a recibir la vacuna, para minimizar la interrupción de las actividades.

INFLUENZA O GRIPE CLÁSICA O TRADICIONAL

La influenza se presenta como una infección respiratoria aguda febril y postrante, de inicio repentino y abrupto, posterior a uno a tres días de incubación, con síntomas sistémicos y síndromes clínicos asociados con el tracto respiratorio.

En general, el virus es aislado del tracto respiratorio superior no más allá después de la primera semana. El periodo de contagio está limitado a tres días del inicio clínico de los síntomas, aunque en algunos casos se ha extendido a cinco. Los síntomas sistémicos predominantes incluyen fiebre, escalofríos, cefalea, mialgias, malestar, síntomas oculares y anorexia, los cuales habitualmente persisten durante tres días. Los síntomas más comunes son:

- Tos seca.

- Rinorrea.
- Dolor faríngeo.
- Los síntomas se agudizan conforme progresa la enfermedad.
- La fiebre es el hallazgo más importante. (La temperatura puede aumentar con rapidez a 40 o 41 °C, coexistiendo con el desarrollo de síntomas sistémicos, náusea, anorexia, etc.)
- El periodo febril es de tres días, pero puede llegar a durar ocho.
- La recuperación casi siempre es rápida.
- La debilidad y la astenia pueden persistir durante varios días.
- Algunos pacientes pueden desarrollar serias complicaciones.

En los niños, los principales signos de emergencia que requieren atención médica inmediata incluyen:

- Respiración agitada o dificultad para respirar.
- Color azulado en la piel.
- Que el niño no esté tomando suficientes líquidos.
- Que el niño no quiera despertarse ni interactuar con los otros.
- Que el niño esté tan molesto que no quiera que lo carguen.
- Los síntomas similares a los de la influenza o gripe mejoran pero luego regresan con fiebre y una tos peor.
- Fiebre con erupción cutánea.

En los adultos, los principales signos de advertencia que requieren atención médica de emergencia son:

- Dificultad para respirar o falta de aliento.
- Dolor o presión en el pecho o el abdomen.
- Mareo repentino.
- Confusión.
- Vómitos fuertes o constantes.

Influenza fulminante

Es una forma muy grave que se presentan en forma de neumonía viral primaria. Por lo general se ha reportado en las pandemias y puede afectar a los individuos sin importar su edad y estado de salud. Sus manifestaciones son pulmonares, debido a la intensa multiplicación del virus en los pulmones. Se inicia de la misma forma que un caso típico, pero después de tres días se presenta un rápido desarrollo de fiebre, tos, disnea y cianosis. El edema pulmonar es seguido de insuficiencia cardiaca y complicaciones renales y neurológicas. La muerte ocurre muy rápidamente y la tasa de letalidad es elevada. Los antibióticos no tienen ningún efecto contra el virus.

Influenza complicada

La principal complicación de la influenza es la neumonía bacteriana secundaria, responsable del fallecimiento de numerosos niños y ancianos, o sujetos con patología concomitante. Otras complicaciones consisten en enfermedades pulmonares crónicas o cardiacas, insuficiencia renal o diabetes mellitus, las cuales se desarrollan alrededor de 4 a 14 días después del inicio de la enfermedad, una vez que los pacientes parecen recuperarse. La infección viral altera la actividad mucociliar y puede empeorar las defensas pulmonares, facilitando la acumulación de bacterias, como *Streptococcus pneumoniae, Sthaphylococcus aureus, Haemophilus influenzae* y otros bacilos gramnegativos. Además de la neumonía, se han descrito otras complicaciones: laringotraqueítis, otitis media y otras afecciones respiratorias (sinusitis y rinitis).

En pacientes con condiciones subyacentes, la influenza puede inducir exacerbación de la EPOC (asma, bronquitis y enfisema), descompensación de enfermedades cardiacas (miocarditis y pericarditis), insuficiencia renal o enfermedades metabólicas (diabetes mellitus), y puede ser muy grave en niños bajo tratamiento a largo plazo con Aspirina® (ácido acetilsalicílico). Existen grupos de alto riesgo para complicaciones y mortalidad relacionadas con la influenza:

- Personas mayores de 60 años de edad.
- Residentes de hogares de reposo y de otras casas que albergan a personas con padecimientos crónicos.
- Adultos y niños con alteraciones crónicas del sistema pulmonar y cardiovascular, incluidos los niños con asma.
- Adultos y niños que a causa de hemoglobinopatías, enfermedades crónicas metabólicas (diabetes mellitus), disfunción renal o inmunosupresión, incluida la causada por medicamentos, han requerido seguimiento médico regular u hospitalización durante el año precedente.
- Niños y jóvenes (de seis meses a 18 años de edad) que reciben terapia a largo plazo con Aspirina®, por lo que están en riesgo de desarrollar síndrome de Reye después de la influenza.
- Mujeres embarazadas pertenecientes al grupo de alto riesgo.

Aunque las manifestaciones de influenza A en lactantes y niños son similares a las de los adultos, hay diferencias: la temperatura máxima tiende a ser superior en los niños y en los menores de cinco años de edad las convulsiones febriles ocurren hasta en 10% de ellos; hay una prevalencia relativa de coriza, otitis media y manifestaciones gastrointestinales (vómito, dolor abdominal y diarrea); la influenza puede presentarse como bronquiolitis, y hay una incidencia más alta de somnolencia, delirios y complicaciones de miositis y neumonía.

Es posible apreciar que el número pico de muertes causadas por neumonía e influenza se origina alrededor de las dos semanas siguientes al máximo de incidencia de influenza. Como resultado de la presencia de la influenza hay un drástico aumento de consultas médicas y admisiones en los hospitales por pacientes con neumonía, exacerbación de EPOC e insuficiencia cardiaca congestiva. Es creciente el número de consultas para niños con enfermedad respiratoria febril —primer indicio de la influenza—, porque es la población en mayor riesgo. Cada año, en EUA las epidemias de influenza causan entre 20 000 y 40 000 muertes y entre 150 000 y 200 000 hospitalizaciones, con predominio de la gente anciana con enfermedades crónicas.

Las complicaciones pulmonares son frecuentes en los ancianos. El porcentaje de complicaciones pulmonares aumenta progresivamente después de los 60 años de edad, hasta llegar a un nivel de 73% en los grupos mayores de 70 años de edad. La tasa de edad específica para hospitalización por infección respiratoria aguda es más alta en las personas mayores de 60 años de edad. Se ha estimado que 60% de los residentes de casas de ancianos en EUA se ven afectados durante un brote y que más de 25% de los pacientes mueren o desarrollan complicaciones graves.

Un estudio de 22 años en los Países Bajos reflejó que 94% de todas las muertes asociadas con influenza ocurren en el grupo de 60 años de edad en adelante. La enfermedad se presenta en todos los grupos etarios, pero en los ancianos hay más defunciones. De 1989 a 1990 la influenza fue responsable de casi 26 000 muertes en el Reino Unido, de 55 000 en EUA y de 4 100 en los Países Bajos.

Las medidas de prevención más adecuadas contra las diversas formas de influenza en los seres humanos son las que buscan evitar la transmisión. La SITECEM recomienda y apoya todas las acciones realizadas por las autoridades sanitarias internacionales, la OMS y los ministerios de sanidad nacionales:

- Aislamiento.
- Uso de mascarillas.
- Vacunas.

Las medidas de prevención ayudan o preparan al sistema inmunitario para resistir la infección cuando ésta se produce. Las distintas cepas de la gripe, incluida la gripe estacional común, son lo suficientemente distintas como para que la vacuna contra una cepa sea ineficaz contra la otra. La vacuna que se ha estado administrando de manera sistemática para la gripe estacional (Fluarix® y Fluzone®) no tiene ningún valor preventivo frente al nuevo brote de influenza norteamericana H1N1 (gripe porcina en México, en abril de 2009).

Después de la crisis de gripe aviaria de 2005, los organismos internacionales y los sistemas sanitarios se prepararon para abordar el desarrollo y producción de vacunas específicas que permitieran afrontar sin demoras una posible pandemia. Durante la emergencia en México, el Laboratorio de Novavax, Inc. (Nasdaq: NVAX) se comprometió a tenerla entre julio y agosto de 2009.

El uso de antibióticos puede ser muy apropiado, pero hay que tomar en cuenta los siguientes aspectos:

- Vigilar los casos de infección simultánea con bacterias.
- Debe hacerse bajo estricta indicación médica.
- Los antibióticos no tienen ningún valor preventivo contra los virus de la influenza, pero si contra las bacterias asociadas, como los neumococos, el *Haemophilus influenzae, Mycoplasma pneumoniae* y clamidias. Estos microorganismos, en combinación con la infección por los virus de la influenza pueden desencadenar la muerte.
- Deben sopesarse los inconvenientes característicos del uso de antibióticos por un probable desarrollo de resistencia por parte de la bacterias que infectan al paciente, lo cual anula la utilidad futura del tratamiento, así como por la aparición de alguna reacción adversa a medicamentos que puede incluir diarrea por trastornos en la flora intestinal, crecimiento de gérmenes oportunistas, anafilaxia, alergia, Stevens Johnson, etc.

El tratamiento sintomático es el propio de las gripes y se basa principalmente en la administración de analgésicos, antiinflamatorios y antihistamínicos. Sin embargo, hay que tener en cuenta que en los niños y adolescentes se contraindica el uso de Aspirina® (ácido acetilsalicílico) en caso de infección severa por los virus A o B de la gripe (el brote de influenza norteamericana), o por el virus de la varicela, debido al riesgo de que se produzca un cuadro poco común y grave, llamado síndrome de Reye; para los pacientes de menos de 19 años de edad se recomienda el uso de analgésicos alternativos.

PREVENCIÓN Y CONTROL DEL VIRUS DE LA INFLUENZA

La transmisión de la gripe se realiza principalmente a través del estornudo, la tos y el habla. Un estornudo transmite gripe a 167 km/h, cubriendo una distancia de 5 m en una décima de segundo.

Por otra parte, el virus influenza A es relativamente estable en pequeñas partículas aéreas, en una variedad relativa de humedad y temperatura, y se ha encontrado viable durante varias horas en objetos como utensilios de trabajo, manos, cabello y ropa.

Por ello, puede deducirse el alto grado de contagio de la gripe. Las medidas de prevención adecuadas contra las diversas formas de influenza en seres humanos son las que buscan evitar la transmisión.

La escuela y los sitios de trabajo son los lugares ideales para la diseminación de la gripe. Los días perdidos de escuela y trabajo y las hospitalizaciones atribuidas a complicaciones de infecciones de influenza ocasionan pérdidas económicas significativas. En la población activa resultan en pérdida de la productividad con incremento en el ausentismo y la falta de pago de la eficacia laboral, ocasionando trastornos en la comunidad y desorganización del trabajo.

El aislamiento consiste en reposo en cama y prescripción de medicamentos sintomáticos (antipiréticos y analgésicos). Se justifica la terapia con antibióticos para prevenir las infecciones bacterianas en los niños y las personas ancianas y debilitadas. Las formas graves justifican la hospitalización y la admisión en la unidad de cuidados intensivos, para un tratamiento eficaz de la hipoxia, el edema agudo pulmonar y la descompensación cardiaca.

Los antivirales específicos para la influenza A son efectivos si el fármaco se administra entre 24 y 48 horas después de iniciados los síntomas, porque inhiben la replicación viral. Sin embargo, requieren una cuidadosa administración y tienen numerosos efectos adversos. La amantadina tiene una efectividad de 70 a 90% para prevenir la enfermedad causada por el virus de la influenza A. En los pacientes tratados con amantadina y rimantadina se han aislado cepas de virus influenza resistentes a los fármacos, transmisibles y capaces de producir enfermedad.

La amantadina y la rimantadina no se recomiendan para uso general, sino sólo en personas con alto riesgo que no recibieron la vacuna, cuando se sospecha que hay una epidemia de influenza A o en quienes está contraindicada la vacuna.

Recientemente se utilizó zanamivir, que tiene las mismas propiedades que la amantadina y la rimantadina, y al parecer disminuye más rápido los síntomas. El tratamiento más efectivo para la influenza es la prevención con la vacuna.

VACUNACIÓN CONTRA LA INFLUENZA

Desde el brote de influenza entre 1946 y 1947 con el subtipo H1N1, que afectó gravemente al ejército estadounidense, el Instituto de Investigaciones Médicas Walter Reed, de Washington DC, inició estudios para proponer estrategias de prevención y control de la siguiente pandemia de influenza. Con el descubrimiento de que la antigenicidad del virus del brote era diferente a la del virus vacunal, se reconoció la variación antigénica, demostrable mediante la apropiada y constante vigilancia epidemiológica por serología y aislamiento viral.

Vacunas contra la influenza endémica estacional

Vacuna inactivada (Fluzone®)

Es la más utilizada y es trivalente, ya que la constituyen antígenos o virus completos inactivados de los subtipos H1N1, H3N2 y de influenza B. Los resultados indican que ofrece una eficacia de 60 a 90% en niños y adultos mayores. La vacuna se ha elaborado de manera habitual en embriones de pollo, de cuyo fluido alantoideo se rescatan los virus que luego se purifican. Este proceso consiste en eliminar los residuos del embrión, con el propósito de disminuir las reacciones adversas de hipersensibilidad que en ocasiones se observan en algunos sujetos vacunados. El requerimiento internacional establece que la vacuna debe contener 15 µg de HA de cada uno de los virus incorporados y se recomiendan dos aplicaciones para garantizar una mejor respuesta inmunitaria protectora.

Vacuna de subunidades (Fluarix®)

Esta vacuna contiene HA y NA y su propósito es concentrar y mejorar la pureza de los antígenos, para reducir los efectos secundarios de las vacunas inactivadas. Sin embargo, estas vacunas no son muy eficaces, puesto que los estudios realizados muestran un baja inducción de anticuerpos, en especial en los infantes de seis meses a tres años de edad. En general se requieren dos o más aplicaciones para alcanzar una adecuada inmunidad; debido a su escasa reactividad en el sitio de inoculación se recomienda su aplicación en niños de 3 a 12 años de edad.

Vacuna adaptada al frío

Acaba de registrarse en varios países, incluido México, una vacuna de virus vivo, atenuada y adaptada al frío, que se fabrica por reasociación *in vitro* a partir de una semilla maestra de virus, la cual contiene seis de los segmentos genómicos con alteraciones estables que limitan su replicación y la inserción de los genes de HA y NA de los virus recomendados por la OMS para la temporada invernal. Las alteraciones en el virus de la semilla maestra permiten su replicación sólo a 20 °C, por lo que se les denomina "virus adaptados al frío". El producto se administra por vía intranasal en humanos y la infección se limita al tracto respiratorio alto.

Vacunas en investigación

Se encuentran en desarrollo otros tipos de vacunas dirigidas a la prevención de la influenza endémica. La vacuna de DNA se ha ensayado durante más de una década y en ella se utilizan plásmidos con genes clonados del virus de la influenza (como HA, NA, y NP). En los estudios experimentales con ratones vacunados que se desafían con virus homólogo virulento se observa una protección satisfactoria. Estas vacunas están en proceso de evaluación en humanos y su aceptación por los comités internacionales de expertos, ya que el uso de DNA puede tener riesgos en la población.

Situación en México

En 1998 el Laboratorio de Infecciones Respiratorias Agudas Virales del Centro Nacional de Referencia del Instituto Nacional de Referencia Epidemiológica (INDRE), junto con la Dirección General de Epidemiología, la Secretaría de Salud del Distrito Federal y el Instituto Nacional de Investigaciones Forestales Agrícolas y Pecuarias (vigilancia epidemiológica de influenza aviar), con el apoyo de la Organización Panamericana de la Salud, se dieron a la tarea de conformar una red nacional de unidades centinelas apoyadas en laboratorios para la identificación de casos de influenza, ubicadas en Nuevo León, Yucatán, Puebla, estado de México y Distrito Federal.

La información referente a nuevas variantes antigénicas de las cepas detectadas en los laboratorios centinelas es enviada a la OMS, en Ginebra. A finales de febrero de cada año, donde el comité de expertos realiza una reunión y recomienda las cepas que deberán ser incluidas en la vacuna para la próxima estación de influenza. La identificación temprana de las cepas de influenza por parte de la red de vigilancia le permite a los fabricantes incorporar variantes antigénicas en la vacuna que pueden coincidir fielmente con las que están circulando. De esta manera, la vacuna puede llegar a tener una eficacia óptima. Durante los últimos 10 años la OMS ha logrado 88% de éxito con la recomendación de vacunas con cepas de influenza con una excelente o satisfactoria relación antigénica entre vacuna y cepas circulantes.

En el estudio de vigilancia epidemiológica realizado en México por los laboratorios centinela antes mencionados, las cepas circulantes aisladas durante la temporada invernal de 1998 a 1999 coincidieron con las contenidas en la vacuna autorizada para su utilización en el país. Cada año, la vacuna de la influenza contiene tres cepas virales: por lo general dos de tipo A y una de tipo B, representando a los virus influenza que están en circulación. Las razones para la vacunación anual contra la influenza son:

1. La naturaleza variable de los virus influenza *(drift* antigénico anual y la aparición ocasional de nuevos subtipos: *shift* antigénico) hace que la composición de la vacuna cambie cada año.

2. Los anticuerpos inducidos por cualquier vacuna contra la influenza o por la infección natural persisten menos de un año.

La SITECEM, con sede en México, recomienda que todas las personas que viajan a diferentes continentes se apliquen la vacuna contra la influenza. El riesgo de exposición a la influenza durante viajes a otros continentes varía de acuerdo con la estación y el destino: en los trópicos, la influenza puede ocurrir durante todo el año; en el hemisferio sur la mayor actividad ocurre entre abril y septiembre; y en las zonas de clima templado de los hemisferios norte y sur los viajeros pueden estar expuestos a los virus de la influenza durante el verano, especialmente cuando se trasladan en grupos con personas provenientes de lugares donde se encuentran en circulación los virus de la influenza. A causa del corto periodo de incubación de la influenza, la exposición al virus durante un viaje puede resultar en enfermedad clínica que comience durante el trayecto, lo cual conlleva un peligro potencial, sobre todo en las personas con riesgo elevado por complicaciones. Así, las personas que se preparan para viajar a tales destinos en esas épocas del año o en esas condiciones, deberán revisar su historial de vacunación contra la influenza. Si no fueron previamente vacunadas durante el invierno o a finales de él, deberán tomar en cuenta la vacunación antes del viaje. Las personas de los grupos de alto riesgo deben ser exhortadas a recibir la vacuna más actual contra la influenza. Las personas con riesgo elevado que recibieron la vacuna durante la estación previa antes del viaje, deben ser reinmunizadas con la vacuna actual durante el invierno o al final de él.

El esquema posológico que emplea la SITECEM para la vacunación de los pacientes miembros contra la influenza está sustentado por el recomendado por el Comité Rector sobre la Aplicación de Inmunizaciones de EUA, el cual se presenta en el cuadro 6-1.

El producto que emplea subunidades o es fragmentado se refiere a la vacuna Fluarix® y el producto entero Fluzone® para niños mayores de 12 años de edad. En los niños menores de 12 años sólo deben usarse vacunas fragmentadas o preparadas con subunidades de virus, debido a su bajo potencial de causar reacciones febriles (Fluarix®).

Cuadro 6-1. Esquema posológico para vacunación

Grupo de edades	Producto	Dosis	Número de dosis
6 a 35 meses	Subunidad o fragmentada	0.25 mL	1 o 2
3 a 8 años	Subunidad o fragmentada	0.50 mL	1 o 2
9 a 12 años	Subunidad o fragmentada	0.50 mL	1
Más de 12 años	Subunidad fragmentada o entera	0.50 mL	1

- Pueden requerirse dos dosis administradas al menos con un mes de intervalo para obtener una respuesta satisfactoria de anticuerpos en los niños menores de nueve años no vacunados previamente.
- Se recomienda la vía intramuscular. Los adultos y los niños mayores deben ser vacunados en el músculo deltoides, mientras que los lactantes y los niños pequeños, en la región anterolateral del muslo.
- La época ideal para la aplicación de la vacuna es durante los meses de septiembre a noviembre, dado que la temporada invernal abarca los meses de noviembre a marzo y los anticuerpos alcanzan niveles de protectores tres semanas después de la vacunación, y comienzan a decrecer después de seis meses de la aplicación; en las regiones templadas la gripe puede presentarse en cualquier época del año, por lo que la vacuna se puede aplicar en cualquier momento.
- Varios estudios han demostrado que las vacunas contra la influenza son inmunogénicas y proveen una buena protección contra la enfermedad y sus consecuencias.
- La inmunización de los ancianos o mayores de 60 años de edad se hace en combinación con la vacuna contra el neumococo; tiene 80% de efectividad en la prevención de muertes y de 48 a 57% de eficacia en la reducción de admisiones en los hospitales por todos los casos de neumonía e influenza.
- En personas con riesgo: en los niños asmáticos la vacunación tiene 67.5% de eficacia y en niños y adultos jóvenes saludables brinda 69% de protección contra otitis media aguda; también se combina la vacuna de neumococo y Fluarix®.
- En adultos saludables: la vacuna tiene entre 70 y 90% de efectividad en la reducción de enfermedad clínica y entre 32 y 39% en la prevención de admisiones en hospitales a causa de neumonía.
- La vacuna ha mostrado efectividad en la prevención de complicaciones del tracto respiratorio inferior y otras dificultades, por lo que reduce el riesgo de hospitalización y muerte, con los consecuentes beneficios económicos.

Entre los efectos secundarios de la vacuna destacan los siguientes:

- Reacción alérgica en personas con alergia severa a las proteínas del huevo, el tiomersal (Merthiolate®) y la neomicina o estreptomicina, que son ingredientes utilizados en la preparación de la vacuna.
- En menos de un tercio de los pacientes se presenta inflamación y dolor en el sitio de aplicación de la vacuna, mientras que entre 5 y 10% se presentan efectos moderados como cefalea y febrícula un día después de la aplicación. Estos efectos puede ocurrir con mayor facilidad en niños que no han estado expuestos al contacto con los virus de la influenza.

- La vacuna se recomienda para cualquier persona mayor de seis meses de edad y para quien a causa de su edad o condición subyacente tenga el riesgo de complicaciones por la influenza.

Los grupos de alto riesgo de complicaciones de la influenza incluyen:

- Personas mayores de 65 años de edad.
- Residentes de casas-hogar que se dedican al cuidado de ancianos o enfermos crónicos.
- Adultos y niños con padecimientos crónicos o trastornos del sistema pulmonar o cardiovascular, incluidos los niños con asma.
- Adultos y niños que requieren internamiento frecuente para darle seguimiento a algunos padecimientos, como enfermedades metabólicas (diabetes mellitus), disfunción renal, hemoglobinopatías e inmunosupresión (incluida la que es causada por medicamentos).
- Niños y adolescentes que estén recibiendo terapia a largo plazo con Aspirina®, sobre todo por el riesgo que tienen de desarrollar síndrome de Reye después de la influenza.
- Mujeres embarazadas en el segundo o tercer trimestres del embarazo durante la estación de la influenza.
- Personas que pueden transmitirle la enfermedad a personas de alto riesgo.
- Personas clínicamente o subclínicamente infectadas que pueden transmitirle la influenza a personas con riesgo elevado. Algunas personas con alto riesgo (ancianos y pacientes trasplantados o con virus de la inmunodeficiencia humana) pueden tener una respuesta disminuida a la aplicación de la vacuna contra la influenza. Los esfuerzos por proteger a los grupos de riesgo elevado pueden incrementarse si las personas que conviven con ellos son protegidas contra la enfermedad. Por lo tanto, los siguientes grupos deben recibir la vacuna:
- Médicos, enfermeras y todo el personal intrahospitalario que tenga contacto directo con ese tipo de pacientes.
- Empleados de casas de atención a enfermos con padecimientos crónicos.
- Proveedores de casas de cuidados de riesgo elevado (enfermeras visitadoras y trabajadores voluntarios).
- Miembros (incluidos los niños) de casas de cuidado de personas con riesgo elevado.

Aplicación de vacunas de la influenza en mujeres embarazadas y lactando

Los casos reportados y los estudios limitados indican que el embarazo puede incrementar el riesgo de complicaciones serias de la influenza como resultado del incremento en el gasto cardiaco, consumo de oxígeno, disminución de la capacidad pulmonar y cambios en la función inmunitaria.

Los investigadores han estimado que podrían ser prevenidas entre 1 y 2 hospitalizaciones de mujeres embarazadas por cada 1 000 mujeres vacunadas. Con base en este y otros datos, se sugiere que la influenza puede incrementar la morbilidad entre las mujeres durante el segundo y tercer trimestres del embarazo.

El Comité Rector sobre la Aplicación de Inmunizaciones de EUA recomienda que todas las mujeres que hayan pasado el primer trimestre del embarazo —más de 14 semanas de gestación— reciban la vacuna durante la temporada de influenza.

Las mujeres embarazadas que tengan condiciones médicas que incrementen el riesgo de complicaciones por la influenza deberán ser vacunadas antes de la estación correspondiente, sin tomar en cuenta el tiempo de gestación.

Los estudios de vacunación contra la influenza realizados en más de 2 000 mujeres embarazadas no han demostrado que se presenten alteraciones fetales asociados con la vacuna.

Debido a que la vacuna actual disponible contra la influenza no contiene virus vivos atenuados y las reacciones sistémicas son raras, numerosos expertos consideran que es segura la vacunación en cualquier etapa de la gestación. Sin embargo, dado que el aborto espontáneo es habitual en el primer trimestre, algunos prefieren aplicar la vacuna durante el segundo trimestre para evitar una asociación coincidente entre la vacuna y la pérdida del producto. También es preferible utilizar Fluarix® en lugar de Fluzone®.

La inmunización con la vacuna contra la influenza no afecta la seguridad de las madres que se encuentran amamantando. La alimentación al seno materno no tiene efectos adversos sobre la respuesta inmunitaria y no constituye una contraindicación para la vacunación.

Tanto los pacientes como los profesionales de la salud deben considerar el ciclo de replicación viral de la influenza, el cual implica cinco estadios:

- Fijación viral.
- Entrada viral.
- Transcripción y replicación del RNA viral.
- Síntesis de proteína viral y ensamblaje.
- Brote y liberación del virus.

La prevención y el control de la influenza requieren conocimientos de los hallazgos clínicos asociados con la infección por virus de la influenza, la cual puede dividirse para su estudio en tres escenarios:

- Paciente enfermo de influenza o gripe clásica o tradicional.
- Paciente con influenza fulminante que atenta contra la vida.
- Paciente con influenza o gripe complicada.

TRATAMIENTO ANTIVIRAL DE LA INFLUENZA

El tratamiento causal de la influenza fulminante y complicada se basa en los antivirales, que son sustancias que interfieren con la multiplicación del virus.

Hasta el momento existen cuatro medicamentos antivirales disponibles que han sido utilizados en el control de la infección por virus de la influenza, los cuales actúan sobre dos mecanismos o dianas farmacológicas diferentes:

1. Amantadina y rimantadina: bloquean el canal iónico que forma la proteína M2 en la envoltura viral y evitan el cambio de pH requerido para separar la nucleoproteína de los segmentos genómicos durante el proceso de desnudamiento y la fusión de la envoltura vírica con la membrana endosómica.
2. Oseltamivir y zanamivir: los dos son inhibidores de la enzima vírica, llamada neuraminidasa, y son análogos que compiten para prevenir la liberación de la partícula viral y su posterior distribución en el tracto respiratorio. Tienen la ventaja de que conservan la efectividad y la capacidad de evitar un desarrollo grave de la gripe cuando se necesita.

La amantadina (Antiflues®, Actison® y Virosol®) es un antiviral aprobado por la FDA en 1976 para el tratamiento de la influenza tipo A en adultos. Este fármaco ha demostrado una reducción de los síntomas de la enfermedad de Parkinson y los síndromes extrapiramidales inducidos por fármacos. Como antiparkinsoniano se prescribe junto con la L-Dopa cuando ésta pierde efectividad, como en el caso de desarrollo de tolerancia.

La rimantadina puede utilizarse en una dosis diaria en lugar de las dos que requiere la amantadina. Además, la rimantadina expone a menos reacciones adversas. La dosis recomendada en el adulto es de 200 mg diarios para ambos medicamentos y de 5 mg/kg de peso sin exceder los 150 mg de dosis total para los niños; también puede administrarse la misma dosis como medida profiláctica en sujetos de alto riesgo.

Los estudios realizados para demostrar la efectividad de estos medicamentos en infecciones por virus del subtipo H5N1 en Asia mostraron una sensibilidad variable y se detectaron cepas resistentes a ambos medicamentos.

En fechas recientes se desarrolló y registró un nuevo grupo de medicamentos para el control de la influenza en el bloqueo de la neuraminidasa. Se fabricaron dos sustancias denominadas oseltamivir (cuyo nombre comercial es Tamiflu®) y zanamivir (cuyo nombre comercial es Relenza®), que se administran por vía oral y en aerosol intranasal, respectivamente, y ambas han demostrado su eficacia para el control de infecciones por virus de los subtipos H1 y H3, y un efecto variable con el virus H5N1. El oseltamivir (Tamiflu®) se administra en dosis de 75 mg en individuos de 13 años de edad en adelante o mayores de 40 kg de peso para fines profilácticos y terapéuticos. El zanamivir (Relenza®) se recomienda en disparos nasales en dosis de 10 mg diarios en una sola aplicación cuando es profiláctico o en dos aplicaciones de 5 mg cada una en pacientes infectados. Este medicamento mostró resultados variables en personas infectadas por el virus H5N1, aunque resultó efectivo en animales con infección experimental.

Los costos estimados por paciente con el uso de antivirales oscilan entre 30 y 70 dólares diarios. El tratamiento completo se extiende un promedio de 10 a 15 días.

Después de la alarma producida en 2005 por la gripe aviaria, los gobiernos acumularon dosis suficientes de antivirales para frenar una posible pandemia y evitar sus consecuencias.

NUTRACÉUTICOS

El lactoserum (Lebasi®) es un alimento en polvo para preparar suero rico en nutrientes de alto valor, vitaminas, minerales y proteínas funcionales, con propiedades antioxidantes, antineoplásicas, antibióticas, regenerativas y antivirales. Contiene inmunoglobulina A y G de bovino, transferrina y factores de crecimiento. Aporta 19 aminoácidos —todos los esenciales— y proporciona cisteína para la síntesis de glutatión intracelular con efecto anticanceroso. Existen estudios que han comprobado su utilidad en pacientes con infecciones por VIH y cáncer. La SITECEM lo recomienda como alimento hipernutricional y regenerativo de soporte en la nutrición de los pacientes que se encuentran bajo tratamiento con células madre.

El factor de transferencia (Transfer Factor Plus®) nutracéutico aprobado por la FDA incrementa la inmunidad natural y la actividad citotóxica de las células *natural killer* (NK) hasta 430% sobre la actividad basal, favoreciendo así la eliminación de células infectadas por virus sin importar el género o la especie. No es tóxico y puede emplearse como preventivo. En la SITECEM se emplea como protocolo para la erradicación de infecciones previo a la terapia celular con células madre en pacientes con cáncer o inmunocomprometidos.

El jugo de mangostán (Xango®) es un potente antioxidante con actividad antiviral que puede ser útil para prevenir la tormenta de citocinas en las pandemias letales. La SITECEM lo recomienda como preventivo y como curativo, ya que inhibe la replicación viral de diversos virus, como el de la influenza, el del herpes y el VIH, entre otros.

7

Historia de epidemias por influenza

INTRODUCCIÓN

En términos históricos, las enfermedades infecciosas han constituido una amenaza muy grave para la sociedad. Durante la mayor parte del siglo XX las pandemias (epidemias que se propagan por áreas y poblaciones de enorme tamaño) se consideraban amenazas de la centuria pasada; la medicina moderna se había ocupado para siempre de la peste, la viruela y otras catástrofes de carácter contagioso. No obstante, los cambios ambientales actuales propiciaron cambios en las distribuciones geográficas de los organismos en general y de los parásitos en particular.

Los síntomas de la gripe en humanos fueron descritos por Hipócrates hace unos 2 400 años. Desde entonces, el virus ha causado, además de la epidemia de influenza estacional anual, numerosas pandemias intermitentes.

Los datos históricos sobre la gripe son difíciles de interpretar, porque los síntomas pueden ser similares a los de otras enfermedades, como la difteria, la neumonía, el dengue o el tifus. Desde 1510 se han descrito unas 31 pandemias. El primer registro detallado de una pandemia gripal data de 1850 y se inició en Asia, para extenderse a Europa y África. Las pandemias se sucedieron durante los siglos XVII y XVIII, pero la de 1830 a 1833 fue especialmente virulenta y de gran morbilidad, ya que infectó aproximadamente a una cuarta parte de la población expuesta.

La influenza porcina fue reconocida como enfermedad epizoótica en 1918. Durante ese mismo año, el virus de la influenza en humanos causó la peor pandemia conocida. El virus de la influenza porcina se aisló en 1930 y se encontró por primera vez en humanos en 1974. Desde entonces, incluidos los casos de Fort Dix, se ha aislado decenas de veces en humanos en EUA.

El uso de métodos cuantitativos basados en modelos matemáticos para estudiar la dinámica de transmisión y control de las enfermedades infecciosas ofrece herramientas poderosas para idear programas efectivos de control e interpretar patrones epidemiológicos. El escritor Duncan Watts afirma en su libro[8] que la ciencia de las redes todavía no dispone de todas las respuestas y que ofrece representaciones extremadamente simples de fenómenos muy complicados.

El brote del virus del Ébola en 2000 fue un ataque que no alcanzó a transformarse en epidemia, debido al mismo comportamiento letal del virus. En efecto, su tasa de mortalidad es tan elevada y su tiempo de acción tan escaso que no ofrece tiempo para que sus víctimas se desplacen a centros urbanos poblados e infecten a una masa demográfica mayor. Sin embargo, la difusión planetaria de virus como el de la influenza y el VIH, con periodos de incubación prolongados y acción más gradual, supone un nuevo tipo de desafíos al combinarse con las tecnologías de transporte del siglo XXI, ya que las víctimas expanden drásticamente su rango de acción y pueden llegar a contagiar a personas del otro lado del mundo con absoluta facilidad, debido al efecto de la globalización.

¿Mediante qué mecanismos y condiciones un pequeño brote se convierte en epidemia? La respuesta parece encontrarse en la teoría epidemiológica clásica, conocida como modelo SIR *(Susceptible, Infected, Removed o Recovered)*, para situar su procedimiento explicativo. Este modelo, planteado en sus inicios por los matemáticos William Kermack y A. G. McKendrick, prescribe la trayectoria incremental de una enfermedad de un modo estándar. Los contactos se presumen al azar y en las etapas iniciales la población contagiada es pequeña y la tasa de crecimiento es muy lenta *(slow-growth phase)*. Sin embargo, si la densidad de infectados prospera hasta sobrepasar cierto umbral crítico, se inicia la fase de crecimiento explosivo, donde la tasa de infección alcanza su máxima virulencia *(explosive phase)*. Luego de sobrepasado este momento, la tasa de infecciosidad decrece hasta desaparecer, puesto que se dificulta encontrar más víctimas; aquí se llega a la fase de extinción *(burnout phase)*. Desde esta perspectiva, el brote de Ébola no fue una epidemia, porque no fue posible alcanzar una fase de crecimiento expansivo: la elevada letalidad del virus hizo que se pasara del brote a la extinción directa. En definitiva, no se cumplió la condición de base para la formación de una curva de contagio ascendente, que es que en un momento dado se infecte más gente que la que es removida del circuito de infecciones.

8. Watts DJ: *Six degrees: the science of a connected age.* Londres, Random House, 2003.

En el caso del virus de la influenza es posible distinguir tres diferentes tipos de acuerdo con la antigenicidad de sus nucleoproteínas: A, B y C. El virus tipo A es causante de epidemias mundiales (pandemias) de influenza.

Los virus de la influenza tipos A y B causan epidemias durante el invierno. El virus tipo C sólo causa padecimientos respiratorios menores. La resistencia a la infección depende de que el organismo susceptible haya sido expuesto previamente al virus infeccioso. Los antígenos virales más importantes en relación con la producción de inmunidad protectora son la hemaglutinina externa (HA) y la glucoproteína neuraminidasa (NA). Los virus A y B de la influenza se encuentran en evolución continua produciendo nuevos tipos de los antígenos HA y NA; por lo tanto, resulta ineficaz la inmunidad previamente adquirida por el organismo.

El virus de la gripe aviaria H3N2 es endémico para poblaciones de cerdos en China y se ha detectado también en Vietnam, aumentando las preocupaciones sobre la emergencia de nuevas cepas variantes. Se ha encontrado que los cerdos pueden ser portadores de virus de la gripe aviaria y de humanos, los cuales pueden combinarse (p. ej., intercambio de genoma homólogo mediante reordenación genética de subunidades) con el virus H5N1, haciendo un traspaso de genes y mutando en una nueva forma que podría transmitirse fácilmente entre humanos.

En el pasado, los CDC recibían notificaciones de aproximadamente un caso de infección por el virus de la influenza porcina en seres humanos cada uno o dos años en EUA; sin embargo, de diciembre del 2005 a febrero de 2009 se reportaron 12 casos de infecciones por influenza porcina en personas.

HISTORIA DE LAS EPIDEMIAS

Es probable que el hombre formulara teorías acerca de la naturaleza de las enfermedades infecciosas desde mucho tiempo atrás. Por ejemplo, a una lenta nube de aire dañino se le atribuyó la difusión de la peste negra en el siglo XIV como una explicación causal. D'Alembert fue el primero en describir la propagación de enfermedades infecciosas mediante un modelo matemático en el siglo XVIII. Sin embargo, el primer artículo conocido que incluye un modelo explícito para una enfermedad infecciosa apareció en 1760. El documento lo publicó el suizo Daniel Bernoulli (1700-1782), quien tenía conocimientos médicos y matemáticos. Bernoulli propuso varios modelos matemáticos mediante ecuaciones diferenciales para modelar algunas enfermedades infecciosas. Sus resultados parecen válidos aún y el principio de utilizar una técnica matemática de investigación para evaluar medidas alternativas de salud pública es tan aplicable hoy como hace 200 años.

El segundo desarrollo se debe al famoso epidemiólogo y malariólogo Ronald Ross, quien explicó el ciclo completo de la malaria humana, con la inclusión del mosquito como vector y el parásito *Plasmodium,* lo cual le valió la obtención del premio Nobel en 1902.

El siguiente gran avance lo constituyó el trabajo matemático de Kermack y McKendrick, realizado durante el periodo de 1927 a 1939. En su trabajo también se consideraron las enfermedades endémicas y diversos hallazgos interesantes se relacionaron en datos experimentales con ratones. El resultado excepcional fue el célebre *teorema umbral*, según el cual la introducción de individuos infecciosos dentro de una población de susceptibles podía originar una epidemia sólo si la densidad de susceptibles rebasaba un cierto valor crítico o umbral. Si el umbral se excedía, entonces sobrevenía el brote y, de lo contrario, desaparecía.

Después de la Segunda Guerra Mundial fue necesario mejorar el entendimiento de los procesos probabilísticos y se efectuaron muchos avances. El último de ellos se produjo a finales de la década de 1990, cuando los físicos comenzaron a interesarse en el estudio de las redes complejas al advertir que era vital una perspectiva reticular para entender la dinámica de las enfermedades como el VIH/SIDA.

La identificación de las redes es de gran utilidad para comprender la rápida difusión de enfermedades infecciosas, como el caso del síndrome respiratorio agudo grave (SRAG o SARS en inglés) en 2003, que apareció en Hong Kong, se extendió a América del Norte y Europa, y cobró un número elevado de vidas en un plazo de 15 días.

Dengue: epidemia viral

Ejemplos de epidemias virales debidas a la trasmisión por vectores se produjeron casi simultáneamente en Asia, África y América del Norte en 1780. La enfermedad fue identificada y nombrada como dengue en 1779. Una pandemia mundial comenzó en el sudeste de Asia en los años 1950 y 1975 por dengue hemorrágico —y se ha convertido en una de las principales causas de muerte entre los niños de diversos países de esa región.

El dengue como epidemia se volvió más común a partir de la década de 1980. A principios de 2000, el dengue se convirtió en la segunda enfermedad más común transmitida por mosquitos —después de la malaria. Existen alrededor de 40 millones de casos de dengue y varios cientos de miles de casos de dengue hemorrágico cada año.

En febrero de 2002 hubo un grave brote en Río de Janeiro, que afectó a cerca de un millón de personas y mató a 16.

Los brotes de dengue tienden a ocurrir cada cinco o seis años. Se piensa que la ciclicidad en el número de casos de dengue es el resultado de los ciclos estacionales que interactúan con una corta duración de la inmunidad cruzada para las cuatro cepas en las personas que lo han padecido. Cuando la inmunidad cruzada desaparece, la población es más susceptible a la transmisión, sobre todo cuando se produce la próxima temporada de transmisión.

El primer registro potencial de un caso de dengue proviene de una enciclopedia médica china de la dinastía Jin, de 265 a 420. Esta referencia asocia "agua venenosa" con el vuelo de insectos.

El primer reporte de caso definitivo data de 1789 y se le atribuye a Benjamin Rush, quien acuñó el término "fiebre rompehuesos", por los síntomas de mialgias y artralgias. La etiología viral y su transmisión por mosquitos fue descifrada hasta el siglo XX.

El dengue formó parte de una docena de agentes que EUA estudió como potenciales armas biológicas antes de suspender su programa de armas biológicas.

El 20 de marzo de 2008, el secretario de salud del estado de Río de Janeiro, Sérgio Côrtes, anunció que en el estado se registraron 23 555 casos de dengue en menos de tres meses, los cuales incluyeron 30 muertes. Côrtes dijo: "Estoy tratando esto como una epidemia, debido a que el número de casos es muy elevado". El ministro federal de salud del Estado, José Gomes Temporão, también anunció que estaba formando una brigada para responder a la situación. Cesar Maia, alcalde de la ciudad de Río de Janeiro, negó que exista un grave motivo de preocupación, argumentando que la incidencia de casos fue, de hecho, la disminución de su punto máximo a principios de febrero. El 3 de abril de 2008 el número de casos notificados aumentó a 55 000.

El dengue es causado por cuatro virus (DEN-1, DEN-2, DEN-3 y DEN-4) estrechamente relacionados con los serotipos del género *Flavivirus*, de la familia *Flaviviridae*. El dengue también es conocido como:

- Enfermedad rompe-huesos.
- Fiebre quebrantahuesos.
- Fiebre rompe-huesos.
- La quebradora (en Nicaragua y otros países centroamericanos).

Esta enfermedad tiene una extensión geográfica similar a la de la malaria pero, a diferencia de ésta, el dengue se encuentra a menudo en zonas urbanas de los países tropicales, incluidos Singapur, Taiwán, Indonesia, India, Brasil, Venezuela, Paraguay, Argentina y Bolivia, principalmente. Cada serotipo es muy diferente, por lo que no existe protección, y se pueden ocasionar epidemias por múltiples serotipos.

El dengue se transmite a los humanos a través del mosquito *Aedes aegypti*, que es el principal vector de la enfermedad en el hemisferio occidental, aunque también es transmitido por el *Aedes albopictus*. No es posible el contagio directo de una persona a otra.

La infección por el virus del dengue se caracteriza por fiebre y dolor intenso en las articulaciones y los músculos, inflamación de los ganglios linfáticos y erupción ocasional en la piel.

PRINCIPALES MODELOS DE TRANSMISIÓN DE ENFERMEDADES INFECCIOSAS

En los modelos epidemiológicos estándar se parte del supuesto de que los individuos se encuentran en uno de varios estados posibles. En función de dichos estados, la población puede incluirse en algunas categorías: individuos susceptibles *(S),* infectados *(*I*),* removidos *(*R*),* etc. Los modelos más importantes son: *SI, SIS* y *SIR*, que pueden modelarse en forma determinista o estocástica y en todos ellos se asume que la interacción entre los individuos es aleatoria. La mejor manera de modelar las enfermedades infantiles consiste en emplear un modelo *SIR,* puesto que la infección lleva a una inmunidad vitalicia. En la mayor parte de las enfermedades de transmisión sexual (ETS) resulta más útil el modelo *SIS*, toda vez que un número reducido de ETS confiere inmunidad tras la infección. El VIH es una excepción clara y todavía puede describirse de forma adecuada, al menos en el mundo occidental, mediante el modelo SI.

Otros modelos epidemiológicos conocidos son los modelos de urnas, la teoría de las redes de transmisión y los procesos de ramificación de las epidemias.[9]

HISTORIA DEL VIRUS DE LA INFLUENZA

A partir de 1932 empezaron a aislarse cepas del virus de la influenza tipo A (figura 7-1). Cada nuevo aislado del virus ha sido probado serológicamente con antisueros capaces de neutralizar las otras cepas conocidas del virus A. Con el paso del tiempo se ha hecho evidente que las nuevas cepas aisladas difieren cada vez más en el nivel antigénico de las primeras cepas aisladas. Actualmente ya no es posible aislar en la población humana virus tipo A correspondientes a las cepas originales aisladas en 1932. Este fenómeno se conoce como deriva antigénica y presupone que en forma natural se producen cepas de virus que presentan nuevos antígenos; estos mutantes son seleccionados en forma natural de entre la población de virus de la influenza. Los experimentos *in vitro,* donde el virus es propa-

---

9. Montesinos LOA, Hernández SCM: Modelos matemáticos para enfermedades infecciosas. *Salud Pública Méx* 2007;49(3):218-226.

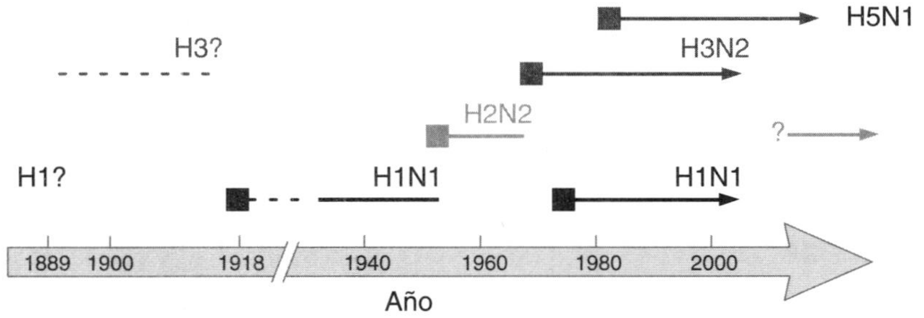

Figura 7–1. Diversos tipos de virus influenza en seres humanos a lo largo de la historia. Los cuadros sólidos muestran la aparición de nuevas cepas, causantes de pandemias de influenza recurrentes. Las líneas punteadas indican la falta de certeza en la identificación de cepas.

gado en cultivos de células en presencia de concentraciones de anticuerpos insuficientes para neutralizar la totalidad del virus inoculado, permiten obtener progenie viral que al ser transferida a otro cultivo celular en presencia de anticuerpos contra el virus de la cepa original demuestran que después de siete transferencias en serie la progenie viral resultante difiere radicalmente en sus determinantes antigénicos cuando se la compara con el virus del inóculo original.

En 1933 y 1935, y de nuevo en 1946 y 1947 se produjeron epidemias ligeras por esta cepa de influenza A. El análisis de cepas aisladas a lo largo de 40 años demuestra que la evolución del virus de la influenza tipo A no depende exclusivamente de la deriva antigénica, sino que también ocurre en saltos evolutivos que representan la casi misteriosa aparición de nuevas cepas denominadas subtipos, diferentes por completo en sus antígenos HA y NA a las cepas prevalentes en los años previos inmediatos. Este fenómeno se conoce como cambio antigénico, y es característico del virus tipo A, mientras que el virus tipo B, como se ha visto, solamente evoluciona por deriva antigénica.

EPIDEMIAS Y PANDEMIAS POR VIRUS RESPIRATORIOS[16]

Año	Subtipo	Epicentro	Muertes
1889	H2N2	Rusia	1 000 000
1900	H3N8	Mundial	500 000
1918	H1N1 (porcina)	España	40 000 000 a 100 000 000
1947	H1N1	Mundial	500 000
1957	H2N2	Singapur	2 000 000

16. Modificado de Ryan *et al.*, en Sherris Medical Microbiology.

1968	H3N2	Hong Kong	1 000 000
1977	H1N1	Rusia	500 000
1987	H3N2	Mundial	500 000
2003	SARS	Asia	500 000
2006	H5N1 (aviar)	Asia	Indeterminado
2009	H1N1 (porcina)	México	Indeterminado

El virus de 1918

A inicios de 1918 EUA mandó tropas a Europa para concluir la Primera Guerra Mundial, por lo que inició un reclutamiento de individuos en los fuertes militares. El caso índice de la pandemia con el virus del subtipo H1N1 se identificó durante el mes de mayo en el fuerte Funston, en Kansas, donde se notificaron enfermos con una mortalidad moderada. El brote se difundió a otros centros de reclutamiento militar durante ese mes, quizá por la movilización de soldados infectados. El virus causó un cuadro respiratorio agudo y cianosis. Las instalaciones de los servicios médicos fueron insuficientes para atender a los enfermos, por lo que se habilitaron salones de actos y gimnasios donde se brindara la atención médica debida. Durante los meses de junio y julio los soldados estadounidenses fueron trasladados a Francia. A la llegada del ejército estadounidense, el virus empezó a difundirse en una segunda oleada, más agresiva que la primera, que ocasionaba que los individuos enfermaran en la mañana, se agravaran por la tarde y murieran en la noche. El brote se extendió a los países de Europa, África, Medio Oriente y Asia, y regresó a América a través de buques españoles que llegaron a EUA, Argentina, Brasil y México. Debido a esta situación y al nombre de la estrategia militar a través de España (que en realidad llegó a Francia), esta enfermedad se denominó "influenza española". La pandemia tuvo tres episodios que concluyeron en octubre de 1919, con un estimado de 50 millones de muertes en todo el mundo. La cifra es imprecisa debido al desconocimiento del impacto que tuvo la enfermedad en poblaciones del continente africano, India, países del Medio Oriente y del sureste asiático, y América del Sur.

En México se documentó el efecto que tuvo en el estado de Sinaloa, donde se notificaron 20 000 muertes de una población total de 350 000 habitantes.

La alta virulencia del virus, la falta de inmunidad ante este nuevo agente infeccioso, el contacto cercano entre los pacientes y la falta de control de infecciones secundarias contribuyeron de forma notable a incrementar los efectos de la pandemia.

Las investigaciones recientes revelaron que el virus causal fue de origen aviar y que quizá estuvo evolucionando durante un periodo de 5 a 10 años hasta que adquirió la capacidad de transmitirse con eficacia entre los seres humanos.

Los casos de influenza de los cerdos, identificados de manera simultánea durante la pandemia y con el mismo subtipo de virus H1N1, indican la posibilidad de que este animal haya desempeñado un papel importante en la adaptación del virus para infectar a humanos.

El origen del virus que causó esta pandemia está en Asia y se supone que llegó a América a través de aves migratorias que sobrevolaron el Círculo Polar Ártico.

En la revista *PNAS*[11] de marzo de 2004 se realizó un estudio de la patogenicidad e inmunogenicidad de los genes del virus de la epidemia de influenza de 1918. Dicho estudio fue complementado con el que realizó la revista *Science* del 7 de octubre de 2005, por parte de investigadores de los CDC de Atlanta, de la Escuela de Medicina Monte Sinaí, del Departamento de Patología Molecular del Instituto de Patología de las Fuerzas Armadas de EUA y del Departamento de Agricultura, quienes lograron reconstruir el virus que causó la pandemia de 1918 y mató a más de 50 millones de personas.

El RNA del virus fue recuperado de tejidos pulmonares fijados en formol y de tejidos de una víctima de influenza enterrada en Alaska.

En dicho estudio se reconstruyó un virus que contiene la secuencia completa que codifica los ocho genes del virus de 1918, en un esfuerzo por entender la base molecular de la virulencia de este virus pandémico. Para evaluar la patogenicidad del virus de 1918, se inoculó de manera intranasal en ratones y en huevos fértiles de pollo.

Los detalles técnicos son complejos, pero la conclusión es sencilla: se reconstruyó el virus de 1918 "con el fin de entender más a fondo la virulencia de ese virus y quizá de otros virus de influenza humana pandémica. Porque la emergencia de otro virus pandémico es considerada posible, si no inevitable, la caracterización del virus de 1918 nos capacita para reconocer la amenaza potencial planteada por nuevas cepas de influenza viral y arrojará luz sobre las medidas profilácticas y terapéuticas necesarias para controlar virus pandémicos".

Esta pandemia fue descrita como el mayor holocausto médico de la historia, que causó al menos tantos muertos como la peste negra. Esta gran mortalidad fue debida a la gran tasa de transmisión (hasta 50% de la población expuesta) y a la gravedad de los síntomas causados por la producción masiva de citocinas (tormenta de citocinas).

A esto hay que sumarle que los primeros síntomas, en 1918, fueron atribuidos a otras enfermedades como dengue, cólera o fiebre tifoidea. Un observador escribió que "una de las peores complicaciones fue la hemorragia de las mucosas, especialmente la nasal, la del estómago y la intestinal. También fueron frecuentes el sangrado de oídos y las petequias". La mayor parte de las muertes ocurrieron por neumonía bacteriana —una infección secundaria provocada por la gripe—,

11. Tumpey TM *et al.:* Pathogenicity and immunogenicity of influenza viruses with genes from the 1918 pandemic virus. *Proc Natl Acad Sci USA* 2004;101(9):3166-3171.

pero el virus también mató directamente a consecuencia de las hemorragias masivas y el edema pulmonar.

Influenza asiática de 1957 (H2N2)

Esta pandemia de gripe aviar se originó inicialmente en China, como producto de la mutación de un virus común entre los patos silvestres que se cruzó con una cepa que afecta a los seres humanos, y en ella murieron alrededor de dos millones de personas, sobre todo en Asia.

El virus fue identificado en China en febrero de 1957 y en abril del mismo año ya se había expandido a Singapur y Hong Kong, y posteriormente llegó a EUA, donde murieron unas 70 000 personas. Contrario a lo que sucedió con la gripe española, el virus de la pandemia de 1957 fue identificado rápidamente.

Existen pruebas serológicas de que en el pasado reciente el hombre fue infectado por subtipos del virus de la influenza que están emparentados con las cepas contemporáneas H2N2 y HbN2, que infectan al humano, y con la cepa HswlNl, que infecta al cerdo. La importancia de los subtipos virales es evidente cuando se considera la correlación entre su aparición y la ocurrencia de pandemias de influenza. Algunas hipótesis para explicar el origen del cambio antigénico se basan en el hecho de que las cepas del virus de la influenza de humanos pueden infectar a los animales y diferentes subtipos del virus A se hospedan en el cerdo, el caballo y algunos tipos de pájaros. El virus tipo B sólo infecta al ser humano; por lo tanto, existe una correlación entre la ausencia de cepas de virus tipo B capaces de infectar especies animales y la falta de cambio antigénico, lo que contribuye a explicar la ausencia de pandemias de influenza debidas al virus tipo B. La explicación más sencilla para el fenómeno de cambio antigénico consiste en que una cepa del virus capaz de infectar animales adquiere la capacidad para infectar al hombre. Esto explicaría el hecho de que en la pandemia de influenza de 1957 se aisló una cepa del virus con antígenos HA y NA totalmente diferentes a los de la cepa del virus más común en 1956. A mediados del decenio de 1970 se aisló en varias regiones de EUA el mismo subtipo de virus de la influenza a partir de cerdos y granjeros dedicados a la cría de estos animales; este hecho demostró que realmente ocurre el intercambio de cepas de virus de la influenza entre diferentes especies animales. Sin embargo, no se produjo ninguna pandemia, a pesar de que la población humana carecía de inmunidad contra el subtipo viral HswlNl característico del cerdo. Por lo tanto, se ha especulado que este subtipo del virus carece de la capacidad para ser transmitido directamente entre los seres humanos.

El virus de influenza H1N1 circulaba desde 1918 en la población humana como único virus de influenza. La pandemia de 1957 se inició cuando un virus de origen aviar del subtipo H2N2 aportó, mediante un proceso de reasociación, tres genes al virus H1N1 circulante (variación genética o *shift*). Los genes donados fueron los de la HA, NA y PB1. El virus resultante, con nuevas proteínas HA y NA, con las cuales la población humana no había tenido contacto, se difundió con celeridad en dos oleadas que causaron una elevada morbilidad y una mortalidad que, aunque no fue semejante a la de 1918, se calcula que afectó entre 1 y 4 millones de personas. Como el origen se identificó en Singapur, se le denominó "influenza asiática". La alerta temprana de un problema respiratorio con elevada morbilidad en Hong Kong, la pronta identificación y caracterización del nuevo virus de influenza, y el rápido desarrollo y distribución de la vacuna específica contribuyeron a minimizar los efectos de la pandemia. A partir de 1957 el nuevo virus H2N2 reemplazó al virus H1N1 en todo el orbe, hasta ahora, con el resurgimiento del primer virus H1N1.

Gripe de Hong Kong de 1968 (H3N2)

La última pandemia global de gripe, la llamada gripe de Hong Kong, surgió de 1968 a 1969 y ocasionó mas de un millón de muertes. El virus que causó este brote fue identificado en Hong Kong a inicios de 1968 y en pocos meses se expandió por todo el mundo. La menor tasa de muerte se debió a que ya existía inmunidad parcial por la gripe asiática. Además, la Organización Mundial de la Salud y otros organismos internacionales pusieron en marcha planes de contingencia.

El ciclo observado en el caso de los subtipos H2N2 y H3N2 es de entre 60 y 70 años, lo cual equivale a la expectativa de vida promedio. El genoma del virus de la influenza (tipos A y B) consta de ocho segmentos de RNA de cadena sencilla, cada uno de los cuales origina un RNA mensajero monocistrónico. Cuando una célula es infectada en forma simultánea por más de una cepa del virus de la influenza, los nuevos fragmentos de RNA viral sintetizados pueden mezclarse al azar, dando origen a viriones híbridos genéticamente estables. Se ha demostrado que dichas cepas híbridas pueden diseminarse en forma natural e infectar a animales susceptibles. Las cepas que quizá se originaron por la combinación genética espontánea entre cepas de virus humano y de virus animal han sido aisladas en forma natural. Algunos autores indican que la recombinación genética espontánea constituye el principal mecanismo por el cual surgen las nuevas cepas o subtipos del virus de la influenza tipo A.

En esta epidemia ocurrió una nueva mutación entre el virus H2N2 circulante en humanos y un virus aviar del subtipo H3, sin que hasta la fecha se haya identificado el subtipo de NA. Este virus de las aves aportó dos genes al virus circulante: HA y PB1. El nuevo virus se originó en Hong Kong y produjo una elevada morbilidad, pero una limitada mortalidad. La segunda oleada se presentó 12 meses después del pico de la primera y con un total cuatro millones de muertes a nivel global, debido a que, en contraste con la detección temprana del virus de la pandemia anterior, en 1968 la detección tuvo lugar de manera tardía y no se elaboró una vacuna con oportunidad. La dominancia del nuevo virus H3N2 en humanos marcó la desaparición mundial del virus H2N2 precedente.

Brote de 1976 en EUA

El 5 de febrero de 1976 un soldado recluta de Fort Dix manifestó agotamiento y debilidad; murió al día siguiente y cuatro de sus compañeros tuvieron que ser hospitalizados. Dos semanas después de su muerte, las autoridades de salud informaron que la causa de su muerte se debió a un virus de gripe porcina (SIV) y que esa cepa específica parecía estar estrechamente relacionada con la cepa involucrada en la pandemia de gripe de 1918.

Durante el brote de 1976 por SIV, el departamento de salud pública de EUA decidió tomar medidas para evitar otra pandemia de iguales proporciones y se le notificó al presidente Gerald Ford que debía vacunar contra la enfermedad a cada ciudadano de EUA. Aunque el programa de vacunación estuvo plagado de problemas de relaciones públicas y todo tipo de retrasos, se vacunó aproximadamente a 24% de la población hasta el momento de su cancelación.

Se estima que en cerca de 500 casos se presentó el síndrome de Guillain-Barré, causado quizá por una reacción inmunopatológica a la vacuna, de los cuales 25 terminaron en muerte por complicaciones pulmonares graves. A la fecha no se han encontrado otras vacunas de la gripe vinculadas con este síndrome.

Pandemia de influenza de 1977

La aparición en 1977 de una cepa variante de la influenza, A/USSR/90/77 (H1N1), idéntica desde el punto de vista serológico y de hibridación de ácidos nucleicos a la cepa presente en 1950 indica que en sólo 25 años puede acumularse una nueva población de individuos susceptibles.

A esta pandemia también se le conoce como "la influenza rusa" y en ella reapareció el virus del subtipo H1N1. El origen del virus es incierto, ya que permaneció oculto al menos 20 años y los estudios de secuenciación indicaron su similitud con el virus H1N1 que circuló en 1957 y que pudo haber sido liberado por algún laboratorio de manera accidental. El brote se inició en la región sur de Rusia en octubre y en febrero del siguiente año el virus se había difundido en todo el mundo. Debido a que la población mayor de 20 años había tenido contacto previo con el virus, el impacto fue mayor en las personas menores de esta edad, en quienes causó una elevada tasa de morbilidad y mortalidad. Este virus infectó sobre todo a niños y adultos jóvenes menores de 23 años, porque una variante similar que dominó durante 1947 a 1957 ocasionó una protección inmunitaria a la mayoría de los adultos. La pandemia fue ligera y el virus fue incluido en la vacuna desarrollada entre 1978 y 1979.

Brote de gripe porcina (SIV) de 1988

En septiembre de 1988 un virus de gripe porcina mató a una mujer en Wisconsin, EUA, para posteriormente infectar a varios cientos de personas. Barbara Ann Wieners, una mujer embarazada de 32 años, tenía 8 meses de gestación cuando ella y su esposo Ed se enfermaron tras visitar una granja de cerdos en la feria del condado de Walworth. Barbara murió ocho días después, aunque los médicos lograron inducir el parto y salvar a su pequeña hija antes de morir. Su esposo se recuperó satisfactoriamente.

Se reportaron numerosos casos de enfermedades similares a gripe en los lugares donde habían estado los cerdos y se detectó que 76% del grupo de expositores de la feria tenían niveles positivos de anticuerpos contra virus de gripe porcina, aunque no se detectaron cuadros clínicos de la enfermedad. Los estudios adicionales indican que entre 1 y 3 trabajadores de la salud que tuvieron contacto con los pacientes, desarrollaron una enfermedad leve similar a la gripe con evidencia de anticuerpos contra virus de gripe porcina.

Influenza en Asia de 1997 a 2003

A mediados de mayo de 1997 se recibió en un hospital de Hong Kong a un niño de tres años de edad con problemas respiratorios agudos. A pesar del tratamiento médico, el niño murió y el 21 del mismo mes, a partir de muestras de la necropsia, se aisló un virus de influenza que no pudo clasificarse con los reactivos comunes que proporciona la OMS. El virus fue enviado para su subtipificación a Holanda y al hospital pediátrico de San Judas, en Memphis, Tennessee, EUA. En agosto del mismo año, el virus fue oficialmente caracterizado como del subtipo H5N1 de origen aviar (IA).

Cuatro meses después se identificaron en Hong Kong 17 individuos más con problemas respiratorios, en quienes se aisló un virus idéntico al que causó la muerte del niño en mayo. Del total de 18 personas infectadas murieron seis (33% de mortalidad). Al realizar un análisis retrospectivo en la población avícola, se encontró que durante los meses de marzo y abril del mismo año se habían notificado casos de influenza aviar (IA) de alta patogenicidad en granjas de Hong Kong y se reconoció el contacto del niño y de los demás pacientes con aves enfermas.

Los estudios moleculares indicaron que el virus aviar y el virus humano eran genéticamente el mismo. En diciembre de 1997 se identificaron tres casos aviares en mercados de aves vivas y uno en granjas. Ante esta situación, y con el propósito de eliminar al virus causal, el gobierno tomó la decisión de sacrificar a todas las aves comerciales de la isla (aproximadamente un millón y medio), tanto de los mercados de aves vivas como de granjas, e instaló un programa de repoblación de granjas con aves procedentes de zonas libres de IA; asimismo, prohibió criar y mantener juntas aves acuáticas domésticas con gallináceas. De este modo se logró eliminar el virus, que es potencialmente infeccioso para los humanos.

El estudio molecular sobre su origen indica que se debió a la reasociación de tres virus que se encontraban circulando en aves silvestres y domésticas.

En 1999 se aisló un virus H5N1 a partir de excretas de gansos domésticos, que era genéticamente diferente al virus de 1997, pero similar a un virus aislado de gansos silvestres en 1996 [A/Goose/Guandong/1/96 (H5N1)]. Luego se aislaron virus similares en codornices y aves silvestres, y en 2000 se aislaron virus de aves acuáticas. Los estudios moleculares de los aislamientos de 2001 identificaron seis diferentes genotipos (A, B, C, D, E y X0) generados por la reasociación entre el virus de Guandong con otros virus de aves silvestres y de aves domésticas de diferentes subtipos identificados en los mercados. Las reasociaciones y la presión selectiva originó que en 2002 se identificaran seis nuevos genotipos (Z, Z+, Y, B, W y X0-X3). En 2003 la prevalencia se limitó a tres genotipos (Z, Z+ y V), lo cual confirma que la dominancia de un virus reduce la circulación de los otros.

En 2004 sólo se identificó el genotipo Z. Todos los genotipos, excepto el virus de Guandong y el X0-X3, mostraron una deleción de cinco aminoácidos (posición 80-84) en la proteína NS1. Además, los virus aislados desde 2002, excepto los genotipos B, W y Z+, tuvieron una deleción de 20 aminoácidos en la NA (posición 49-68).

En febrero de 2003 en Hong Kong se reconoció que el virus del genotipo Z+ causó la muerte de una persona que había viajado al sur de China y que su hija se enfermó del mismo padecimiento, aunque se recuperó. Durante el primer trimestre de 2003 China notificó la muerte de un infante con la sospecha de haber sido infectada por el virus H5N1.

Epidemia de influenza aviar (IA) en Asia en 2003

El brote en Asia se inició en agosto de 2003 y se considera sin precedente alguno, debido a su fácil diseminación y la extensión geográfica que alcanzó hasta la fecha. La falta de métodos de diagnóstico apropiados y el comercio insalubre de aves domésticas permitió la difusión del virus con rapidez a diferentes países.

En diciembre de 2003 se notificó a la Organización Mundial de Salud Animal (OIE) el caso índice de esta epidemia, localizada en Corea del Sur, que causó una elevada mortalidad entre las aves comerciales.

En enero de 2004 se identificó en Vietnam el primer caso de IA. La enfermedad se extendió en tres semanas, con 400 casos reconocidos, aunque afectó a más de tres millones de aves.

El brote de IA en Vietnam, causado por el virus H5N1, se identificó como la causa de muerte de al menos tres personas en Hanoi, por lo que atrajo la atención de los expertos de la OMS y de los medios de comunicación, que denominaron a la enfermedad como "la gripe del pollo".

En enero de 2004 Japón notificó a la OIE el primer caso de IA causado por virus del subtipo H5N1.

El día 23 del mismo mes Tailandia notificó al mismo organismo internacional un brote de influenza en una granja con 70 000 gallinas. Este mismo país también informó a la OMS acerca de los dos primeros casos de influenza en humanos transmitida por aves infectadas.

El brote aviar se extendió con rapidez y afectó a 32 provincias con una población de 11 millones de gallinas, pollos y patos, que se convirtieron en la principal fuente de infección para los humanos. Después, durante el mismo mes, se notificaron casos de IA en Camboya, Hong Kong, República Democrática Popular de Laos y China. En este último país el brote afectó a más de 60% de sus 13 000 millones de pollos y gallinas, cuya mayoría se crían en traspatios en pequeñas granjas rurales al aire libre, que combinan la crianza de patos.

En febrero de 2004, la OIE recibió la notificación de la presencia del mismo virus en Indonesia, donde la avicultura se vio muy afectada debido a la escasez de recursos para contener el brote. Los virus de IA en Asia infectaron no sólo a humanos, sino también a otras especies, como leopardos y tigres, y otras aves silvestres que no son acuáticas, como palomas, cuervos y águilas, ocasionando una mortalidad en aves acuáticas silvestres que no se notificaba desde 1959.

Emergencia de la cepa A/Fujian/411/2002 (H3N2)

En la temporada invernal entre 2003 y 2004 los casos de influenza en humanos se incrementaron sustancialmente en el mundo, a pesar de la vacunación. La elevada morbilidad en escolares y el ausentismo de individuos económicamente activos por enfermedad respiratoria fueron los indicadores iniciales de la pandemia. La mortalidad fue mayor en los sujetos mayores de 60 años de edad y en los niños en cuidados maternos. Los países desarrollados, que cuentan con una red centinela de médicos para la notificación de casos con problemas respiratorios, alertaron a la comunidad médica mundial sobre ese hecho poco usual, lo cual resultó fundamental para prevenir el impacto de una pandemia. El virus prevalente en esa temporada era similar a la cepa A/Fujian/411/ 2002 (H3N2), que no estaba incluida en la fórmula de la vacuna utilizada durante ese periodo. El análisis genético demostró una mutación discreta en dos aminoácidos localizados en el extremo distal de la HA, adyacente al ligando, que fue determinante en el cambio antigénico *(drift)* de la cepa A/Panamá/99 (H3N2), recomendada para producir la vacuna que se aplicó durante ese periodo. El comité de expertos de la OMS aconsejó la inclusión de esta nueva cepa viral para la fabricación de la vacuna destinada a la temporada invernal 2004-2005, donde también se detectó que el virus del genotipo Z[12] continuaba circulando entre los seres humanos.

Las variantes antigénicas que causan estos eventos se identifican sobre todo durante la temporada invernal, cuando el programa de vacunación ya se inició, por lo que es imposible elaborar la nueva vacuna de manera inmediata y hay que esperar hasta el siguiente año para incluir la cepa variante en la nueva vacuna y proteger a la población.

En este punto conviene plantear una consideración importante: cuando una variante antigénica emerge en la población suele ser la cepa dominante, pero las cepas anteriores persisten circulando en combinación con la nueva, por lo que pueden suscitarse múltiples reasociaciones a lo largo del tiempo y generarse diversos linajes dentro de un mismo subtipo de virus.

Brotes de influenza aviar en América entre 2004 y 2005

En febrero de 2004 se reconoció un brote de influenza aviar por virus del subtipo H7N3 de baja patogenicidad en una granja en el estado de Columbia Británica, en la costa occidental de Canadá. En un periodo de dos semanas la granja vecina notificó una elevada mortalidad y se aisló el virus H7N3, de alta patogenicidad. A pesar de la cuarentena establecida, del sacrificio de las aves afectadas y de las medidas de bioseguridad implementadas, el brote se extendió a 42 granjas comerciales en 92 días. Las autoridades gubernamentales decidieron sacrificar las aves de estas granjas y procesar las aves de 410 granjas localizadas en la zona. Debido a la preocupación sobre la transmisión de virus aviares a humanos, el Centro de Control de Enfermedades del estado de Columbia Británica estableció una vigilancia del personal expuesto a las aves afectadas. Los resultaron indicaron que 57 personas cumplieron con los criterios de definición de caso sospechoso de influenza, ya que presentaron conjuntivitis y síntomas parecidos a los de la influenza. Sólo en dos de los individuos sospechosos se aisló el virus y no hubo confirmación serológica de la infección. No se identificaron casos secundarios, lo cual indica la ausencia de transmisión de una persona a otra.

12. Virus de influenza relacionado con los virus aviares identificados en Asia.

El virus de la influenza aviar se identificó por primera vez en México en mayo de 1994 y correspondió al subtipo H5N2 de baja patogenicidad. Sin embargo, desde octubre de 1993 se observaron problemas respiratorios de etiología desconocida entre las aves comerciales. La falta de diagnóstico apropiado, por tratarse de una enfermedad exótica, permitió que la infección se difundiera con celeridad en las zonas avícolas del país. A finales de junio del mismo año, los estudios epidemiológicos indicaron que las principales zonas productoras de aves en el centro del país se encontraban infectadas, ya que se había aislado el virus H5N2 en aves domésticas en los estados de Aguascalientes, Distrito Federal, Guanajuato, Guerrero, Hidalgo, Jalisco, México, Morelos, Puebla, Querétaro, Sonora y Veracruz. El gobierno federal estableció un programa novedoso de eliminación de la enfermedad, que consistió en que las aves de granja infectadas debían procesarse en rastros autorizados al final de su ciclo de producción, con lo que se evitó la venta de aves vivas; sin embargo, la infección se extendió a otros estados.

En diciembre de 1994 y enero del año siguiente se identificaron casos de influenza aviar de alta patogenicidad en los estados de Puebla y Querétaro. En respuesta, las autoridades activaron el Dispositivo Nacional de Emergencia en Salud Animal para el control de la influenza aviar, que incluyó, entre otras medidas, el sacrificio de las parvadas infectadas y un programa de vacunación para reducir el riesgo en los estados con casos de infección. El programa dio como resultado que en mayo de 1995 se eliminara el virus de alta patogenicidad; sin embargo, el virus de baja patogenicidad se ha mantenido en la avicultura comercial. El análisis filogenético del virus H5N2 aislado al principio en México muestra un gran parecido con un virus identificado en EUA en las aves costeras silvestres, que también fue detectado en avestruces y emúes en los estados de Florida y Texas.

En noviembre de 1994 el virus de baja patogenicidad mutó, se convirtió en un virus de alta patogenicidad y circuló hasta junio de 2005. Por su parte, el virus de baja patogenicidad se mantuvo en circulación en algunas regiones avícolas del país y se extendió a Guatemala y El Salvador en el año 2000.

Los estudios filogenéticos indican que los virus encontrados entre 1994 y 1997 se dividieron en dos grupos, denominados Jalisco y Puebla, pero que entre 1998 y 2000 fueron sustituidos por dos nuevos linajes denominados A y B. El linaje A agrupa a virus de todo el país y el linaje B a virus de Puebla, Chiapas, Guatemala y El Salvador.

En México no se ha identificado la transmisión del virus aviar a humanos, por lo que la infección se limita a la población avícola, sin riesgo aparente para la salud humana. El número de casos de influenza aviar en México tiene una variación anual y en 2005 se detectó un incremento de casos en estados considerados libres de la enfermedad.

El control se ha establecido mediante el sacrificio de las parvadas afectadas una vez que concluye su ciclo de producción —es decir, cuando alcanzan el peso que se requiere para su venta o al final del ciclo de producción de huevo—, en establecimientos aprobados por la Secretaría de Agricultura, Ganadería, Pesca y Alimentación (SAGARPA).

Las vacunas contra la influenza aviar en México son inactivadas y recombinantes, y se requiere autorización de la SAGARPA para su aplicación; la vacunación se realiza en las zonas bajo control donde se ha detectado la infección.

Brote de 2007 en Filipinas

El 27 de julio de 2007 el departamento Nacional de Inspección de Carnes *(National Meat Inspection Service* o NMIS) de Filipinas lanzó una alerta roja de influenza porcina en Metro Manila y otras cinco regiones de Luzón luego de que se dispersara la enfermedad en granjas de cerdos en Bulacan y Pampanga, aun cuando se informó que las muestras de los animales eran negativas para el virus A/H1N1. El 20 de agosto de 2007 se investigó la aparición de gripe porcina en la región Central de Filipinas y se encontró una tasa de mortalidad menor de 10%.

Seguimiento científico del virus de la influenza en los últimos 50 años

Existe una teoría cíclica para explicar el cambio antigénico del virus, basada en la observación de anticuerpos contra la influenza en el suero de personas que estaban vivas antes de 1932, que es el año en que fueron aisladas las primeras cepas del virus. El suero humano obtenido en 1957, el año en que apareció el virus subtipo H2N2, se mantuvo en congelación y posteriormente se probó para establecer si contenía anticuerpos contra las cepas contemporáneas H2N2 y H3N2. El suero de individuos que estaban vivos en 1889, pero no en 1888, mostró la presencia de anticuerpos contra el subtipo H2N2, lo cual indica que estos individuos habían sido infectados por una cepa H2N2 en 1889. Algunos experimentos similares demostraron que la cepa H3N2 ya estaba presente alrededor de 1900. Por lo tanto, la teoría cíclica supone que las cepas virales se "ocultan" con cierta periodicidad y quizá permanecen en otra especie que actúa como hospedera hasta que la población de la especie hospedera natural, que manifiesta inmunidad contra el virus, es sustituida paulatinamente por un número suficiente de nuevos individuos susceptibles que no han estado expuestos al contagio por el virus. En estas condiciones, el virus puede resurgir e infectar una vez más una proporción considerable de la especie hospedera natural.

En 1971 Newton John y col. reportaron 10 casos de neumonitis debida al virus de la influenza.[13]

En 1976 una cepa de influenza porcina se dispersó de Fort Dix, una base militar en Nueva Jersey. El virus infectó a unos 500 soldados y aunque no todos enfermaron, uno murió. En ese mismo año, Beare y col. inocularon el virus de la influenza porcina en seis voluntarios en Nueva Jersey y demostraron el desarrollo de la enfermedad en humanos.

En 1977 Dowle y col. realizaron una exhaustiva revisión de la influenza porcina en humanos. Al año siguiente, en 1978, Scholtissek y col. relacionaron las cepas H1N1 de la influenza epidémica de 1977 que se presentó en Rusia[14] con los casos de influenza ocurridos en el periodo de 1947 a 1957.

En 1978 se aisló un virus de la influenza A H1N1 relacionado con cepas del virus surgido en 1950.

En 1979 la prestigiosa revista *Cell* realizó un estudio sobre la evolución de los virus de la influenza A en la naturaleza, mediante el análisis de las mutaciones en el genoma H1N1.

Por otro lado, en 1980 se hicieron varios estudios en Rusia acerca de la epidemia de influenza H1N1 que surgió en ese país, y lo mismo se hizo en Japón y Nueva Zelanda.

En 1981 varios científicos estadounidenses e ingleses[15] realizaron un análisis molecular del virus de la influenza A H1N1 de diferentes regiones del mundo en el periodo comprendido entre 1978 y 1980

En ese mismo año, dos equipos de investigación rusos, preocupados por la virulencia del virus de la influenza A H1 N1, realizaron estudios sobre las variantes antigénicas del virus, así como de su genoma.

En 1983 el equipo de Teodorovici, realizó un estudio sobre la circulación del virus de la influenza A H1N1 en Moldavia y Rumania durante el periodo de 1978 a 1982.

Al año siguiente, los científicos ingleses se encargaron de analizar la teoría Kermack & McKendrick de las epidemias aplicada a muertes por influenza y neumonía en Londres en los años de 1950 a 1978.

En 1988 De Jong y col. aislaron el virus de la influenza porcina A H1N1 de un hombre en Suiza y al año siguiente se descubrieron cepas similares en Rusia, que además estaban asociadas con la influenza de 1982.

---

13. Newton John HF *et al.:* Influenza virus pneumonitis. A report of ten cases. *Med J Aust* 1971;2(23):1160-1166.

---

14. Zakstelskaja LJ *et al.:* Influenza in the USSR in 1977: recurrence of influenzavirus A subtype H1N1. *Bull World Health Organ* 1978;56(6):919-922.

15. Pyhälä R, Aho K: Seroepidemiology of H1N1 influenza: the infection and re-infection rate in winter 1978-1979. *J Hyg (Lond)* 1981;86(1):27-33.

En 1989 se realizó un estudio de la evolución molecular del virus de la influenza A H1N1 durante el periodo comprendido entre 1977 y 1986. Además se caracterizó el virus de la influenza porcina A H1N1 en un caso fatal de influenza humana.

En 1991 Rocha y col. aislaron virus de la influenza A H1N1 de niños inmunodeficientes con influenza recurrente en Atlanta, Georgia. En ese mismo año se documentó el primer caso de influenza porcina H1N1 en Tailandia.

En 1994 Claas y col., de la *Erasmus University Rotterdam*, en Holanda, descubrieron dos cepas del virus de la influenza humana A (A/Netherlands/5/93 [H3N2] y A/Netherlands/35/93 [H3N2]) que causaron la enfermedad en niños holandeses en 1993. Las aves y los cerdos también son reservorios de estos virus.

En 1994 los investigadores de la Universidad de Wisconsin[16] aislaron un virus de la influenza porcina A H1N1, responsable de un caso de influenza fatal en un cuidador de animales de 27 años de edad, que desarrolló neumonía y distrés respiratorio agudo 13 días después.

En 1995 los científicos japoneses encontraron virus de la influenza A H1N1 en humanos y en cerdos, en el norte de Japón.

En 1996 se aisló el virus de la influenza A H1N1 en población de Mongolia, y en los años subsiguientes también se encontró en China y Rusia.

Durante el invierno de 1998 se presentó otro acontecimiento pandémico de influenza, en el que se identificó que la cepa A/Sydney/05/97 (H3N2) era el agente causal.

En 2001 los científicos del Instituto de Virología del *Erasmus Medical Center Rotterdam,* en Holanda, aislaron el virus H1N1 de dos pacientes con neumonía por influenza.

En agosto de ese mismo año otro grupo de investigadores holandeses dirigidos por De Jong encontraron 26 cepas diferentes del virus de la influenza A H1N1 en el periodo de 1980 a 1996, lo cual confirma la variabilidad genética de este virus.

En 2003 Gregory y col. también demostraron la presencia de infección por el virus de la influenza porcina A H1N1 en Suiza.[17]

En marzo de 2003 se identificó el primer caso de influenza aviar en una granja de gallinas de postura en Holanda, donde el virus causal fue del subtipo de alta patogenicidad H7N7. Holanda inició de inmediato un programa de vigilancia con la toma de muestras de todas las granjas comerciales alrededor del caso índice y el sacrificio de más de 20 millones de aves. El brote se extendió a Bélgica y Ale-

---

16. *J Virol* 1994;68(4):2051-2058.

17. Gregory V *et al.:* Human infection by a swine influenza A (H1N1) virus in Switzerland. *Arch Virol* 2003;148(4):793-802.

mania, donde se tomaron las mismas medidas. Más de 80 personas que estuvieron en contacto con las aves enfermas se infectaron y los síntomas observados variaron de conjuntivitis a problemas respiratorios compatibles con influenza. Un veterinario especialista en aves, que había visitado una de las granjas afectadas en Holanda, murió a causa de bronconeumonía intersticial bilateral aguda y a partir de muestras de necropsia se aisló un virus similar al que causó la epidemia en las aves.

En agosto de 2004 los investigadores chinos hallaron la cepa H5N1 en cerdos. En 2005 se descubrió que el H5N1 podría infectar a la mitad de la población porcina en algunas áreas de Indonesia, aunque sin causar sintomatología. Chairul Nidom, virólogo del centro de enfermedades tropicales en la Universidad Airlangga en Surabaya, Java Oriental, condujo una investigación independiente; analizó la sangre de 10 cerdos aparentemente saludables que se encontraban alojados cerca de granjas avícolas en Java Occidental, donde la gripe aviaria había causado estragos; cinco de las muestras contenían el virus H5N1. Los diversos estudios clínicos realizados por el gobierno de Indonesia han encontrado resultados similares en la región; sin embargo, las pruebas adicionales hechas en 150 porcinos fuera de esa área resultaron negativas.

Los productores comerciales indonesios establecieron un programa de sacrificio y vacunación de aves en una campaña gubernamental en julio de 2004, pero el encubrimiento de la mortalidad y la falta de vacunación en pollos de engorda y de medidas de bioseguridad en las granjas fueron factores que limitaron el control de la enfermedad. El primer caso fatal humano en ese país se notificó durante el mes de agosto de 2005, pero la cifra se incrementó a 25 casos en seis meses, de los cuales 18 fueron mortales. En Vietnam, sobre todo en los meses de mayo a agosto de 2005, las autoridades iniciaron un programa piloto de vacunación de aves en dos provincias, lo cual limitó la infección en humanos.

Entre 2005 y 2007 el Centro para el Control de Enfermedades (Atlanta, EUA) reportó cinco casos de gripe porcina en humanos.

En 2007, Komadina y col. demostraron infección por el virus de la influenza porcina A H1N1 en Tailandia y Filipinas, y en 2008 Newman y col. reportaron un caso de influenza porcina A H1N1 en Wisconsin, EUA.[18]

18. Newman AP *et al.:* Human case of swine influenza A (H1N1) triple reassortant virus infection, Wisconsin. *Emerg Infect Dis* 2008;14(9):1470–1472.

8

Pandemia de la influenza humana en México. Abril de 2009

INTRODUCCIÓN

Las epidemias de influenza estacional son unas de las principales preocupaciones de salud pública mundial, ya que cada año se enferman docenas de millones de personas en todo el mundo y mueren entre 250 000 y medio millón. Si además de esto aparece una nueva cepa del virus de la influenza, para la cual no existe defensa inmunitaria, puede originarse una pandemia con un gran número de casos en todo el mundo.

La detección rápida de la enfermedad, seguida de una rápida respuesta, puede reducir el impacto de la influenza estacional y de la pandémica. Una forma exitosa de detección temprana de los casos de influenza fue desarrollada por el buscador Google, cuya base de datos puede ser alimentada por millones de usuarios de todo el mundo y complementa los esfuerzos de organismos de vigilancia epidemiológica como los CDC y la EISS *(European Influenza Surveillance Scheme).*

La gripe porcina ha causado de zoonosis múltiples veces en seres humanos, pero éstas usualmente son de distribución limitada.

La pandemia de 1918 en seres humanos se asoció inicialmente con el H1N1, reflejando la posible zoonosis del patógeno, fuera del cerdo hacia los humanos o viceversa. Aparentemente la cepa evolucionó de una mezcla de virus de la gripe porcina (al que los humanos son más susceptibles) y de la gripe aviar, donde las dos cepas se combinaron en un cerdo infectado por ambas al mismo tiempo. La pandemia de gripe española infectó a un tercio de la población mundial (aproximadamente 500 millones de personas) y causó alrededor de 50 millones de muertes.

El actual brote de gripe H1N1 de 2009 en seres humanos que afecta a América del Norte, principalmente a México, erróneamente se conoce en el ámbito popular como "gripe o influenza porcina", pero el brote en humanos no fue provocado realmente por un virus de gripe porcina. Su causa es una nueva cepa de virus de gripe A H1N1 que contiene material genético combinado de una cepa de virus de gripe humana, una cepa de virus de gripe aviaria y dos cepas separadas de virus de gripe porcina. Los orígenes de esta nueva cepa se desconocen y la Organización Mundial de la Salud (OMS) reportó que esta cepa no fue aislada directamente de cerdos. Se transmite con mucha facilidad entre seres humanos, debido a una mutación, y lo hace a través de la saliva por vía aérea, por el contacto estrecho entre mucosas o mediante la transmisión mano–boca. Esta cepa causa en la mayoría de los casos síntomas leves y las personas infectadas se recuperan satisfactoriamente sin necesidad de atención médica o el uso de medicamentos antivirales. Se está desarrollando la vacuna para esta cepa viral y la OMS ha indicado la utilidad del oseltamivir para tratamiento, a diferencia de inhibidores como la amantadina y la rimantadina, a los cuales el virus es resistente.

INFLUENZA HUMANA EN AMÉRICA DEL NORTE, ABRIL DE 2009

En abril de 2009 se detectó un brote de gripe de origen porcino en humanos, en EUA[19] y México, que causó más de 20 muertes y obligó al cierre temporal de escuelas desde el nivel preescolar hasta el universitario, a fin de evitar que la enfermedad se extendiera a un área mayor. Se reportó que el desarrollo de la vacuna llevará alrededor de tres meses.

El genoma completo de la cepa californiana de abril de 2009 del virus de la influenza porcina A/California/04/2009 (H1N1) fue identificado por el Centro para Influenza de la OMS[20] en los *Centers for Disease Control and Prevention* (CDC), de Atlanta, y se encuentra libre para su consulta al público en la base de datos GenBank[21] con los siguientes números de acceso en la barra de búsqueda de GenBank: FJ966079 secuencial hasta FJ966086.

La taxonomía[22] del virus de la influenza A (A/California/04/2009(H1N1)) es la siguiente: Virus ssRNA de cadena negativa; *Orthomyxoviridae*; Influenzavirus A; virus de la influenza A subtipo H1N1.

---

19. Centers for Disease Control and Prevention (CDC). Swine Influenza A (H1N1) infection in two children–Southern California, marzo–abril de 2009. *MMWR Morb Mortal Wkly Rep* 2009;58(15):400–402.

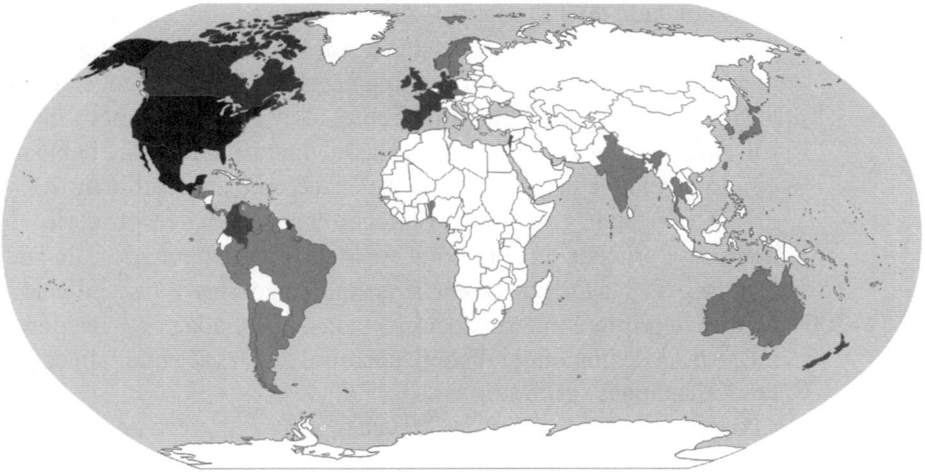

Muertes confirmadas
Infecciones confirmadas
Infecciones no confirmadas

Figura 8–1. Mapa de los países afectados por la epidemia de influenza AH1N1 en abril de 2009.*

NOTICIAS DÍA A DÍA DEL SUCESO

28–3–2009 Primeros casos de gripe porcina en EUA, según la doctora Nancy Cox, directora de la división de influenza de los CDC.

2–4–2009 En Veracruz un niño de cuatro años de edad contrae el virus, según José Ángel Córdova Villalobos (JACV), secretario de Salud de México.

6–4–2009 Se declara una alerta por un brote de 400 casos de una enfermedad respiratoria en La Gloria, Veracruz. Con una afectación total de 60% de una población de 3 000 habitantes.

* Centers for Disease Control and Prevention (CDC). Update: infections with a swine–origin influenza A (H1N1) virus–United States and other countries, Abril 28 de 2009. *MMWR Morb Mortal Wkly Rep* 20091;58(16):431–433.

[20]. Submitted (27–APR–2009) WHO Collaborating Center for Surveillance, Epidemiology and Control of Influenza, Influenza Division, Centers for Disease Control and Prevention, 1600 Clifton Road NE, Atlanta, GA. 30333, EUA.

[21]. http://www.ncbi.nlm.nih.gov/nuccore/227809823.

[22]. Genbank Taxonomy ID: 641501.

9–4–2009 En el condado de San Diego, California, una adolescente de 16 años de edad y su padre de 54 años acuden a una clínica con enfermedad respiratoria aguda. El padre había presentado la enfermedad el 6 de abril con síntomas que incluían fiebre, tos y rinorrea. Ambos tuvieron enfermedades autolimitadas y se recuperaron. El padre había recibido la vacuna contra la influenza estacional en octubre de 2008; la hija no estaba vacunada. Se obtienen especímenes respiratorios de ambos, se prueban en el Laboratorio del Departamento de Salud del Condado de San Diego y se encuentra que son positivos para influenza.

13–4–2009 Ocurre la primera muerte documentada ocasionada por gripe porcina; se trata de una mujer diabética natural de Oaxaca que fallece por complicaciones respiratorias.

16–4–2009 El departamento de salud de Oaxaca reporta el ingreso de varios casos de neumonía atípica en el Hospital Civil Aurelio Valdivieso en Reforma, Oaxaca. El Laboratorio Juárez de la ciudad de Oaxaca es el primero en detectar el virus que más tarde se confirma que es de la influenza porcina, hoy llamada influenza humana.

17–4–2009 Los CDC notifican que 2 niños en el sur de California están infectados con la gripe porcina, con una evolución previa desde marzo.

18–4–2009 Se envían algunas muestras a los CDC de Atlanta. Algunos casos en México y EUA son identificados por la Organización Mundial de la Salud como una cepa del H1N1 nunca antes vista.

21–4–2009 Los CDC reportan que 2 casos recientes de enfermedad respiratoria febril en niños en el sur de California son causados por una infección con virosis genéticamente similares a la influenza porcina A (H1N1). Las virosis contenían una combinación única de segmentos de genes que no había sido reportada antes en EUA ni en ningún otro lugar.

Ninguno de los niños había tenido contacto conocido con cerdos, lo cual indica que pudiera haber ocurrido una transmisión de humano a humano. Se piensa que es improbable que la cepa H1N1 de la vacuna contra la influenza estacional provea protección.

22–4–2009 Los CDC confirman 3 casos más en California y 2 en Texas.

24–4–2009 El secretario de Salud confirma 20 decesos por gripe porcina con un total de 943 casos sospechosos en el territorio nacional. En la Ciudad de México se cierran escuelas, universidades y lugares públicos, como teatros, museos, cines, bibliotecas, bares, etc. Se detectan 6 casos en el condado de San Diego, California, 1 en el condado Imperial, California, y 2 en el condado de Guadalupe, Texas, en EUA.

25–4–2009 Se confirman 11 casos en EUA, 7 en California, 2 en Kansas y 2 en Texas; se reportan 100 casos sospechosos en Nueva York.

26–4–2009 Se confirman 6 casos en Canadá, 4 en Nueva Escocia y 2 en Columbia Británica.

27–4–2009 Aparece el primer caso confirmado y 17 sospechosos en España, mientras que en Nueva Zelanda se aíslan 3 casos sospechosos de personas que provenían de México. Se reportan 40 nuevos casos adicionales en EUA y la OMS declara alerta 4 de la pandemia.

28–4–2009 Aparecen los primeros casos sospechosos en Medio Oriente, Asia y las islas del Pacífico de personas que provenían de México, donde la mortalidad se incrementa a más de 150 casos

29–4–2009 El brote de influenza se extiende a 11 estados de la Unión Americana, donde se cierran escuelas después de confirmarte la primera defunción en Texas de un niño mexicano infectado con este virus. Sobre la base de la evaluación de todas las informaciones disponibles, y después de realizar varias consultas con expertos, la Directora General de la OMS, Dra. Margaret Chang, nombrada por la Asamblea Mundial de la Salud el 9 de noviembre de 2006, decide elevar el nivel de alerta de pandemia de gripe de la fase 4 a la fase 5.

30–4–2009 La OMS manifiesta que no se sabe todavía lo suficiente sobre el nuevo virus en cuanto a mortalidad, cuánto podría extenderse y cuánto podría durar una eventual pandemia. Los estudios preliminares de *Eurosurveillance* muestran que es una mezcla relacionada con dos virus porcinos conocidos, uno de los cuales es una triple mezcla de virus aviar, humano y porcino.

A partir de esa fecha, la OMS se refirió al nuevo virus de la gripe utilizando la denominación virus gripal A (H1N1) o virus "de influenza humana". En teleconferencia de prensa diaria que ofrece la OMS, el director general de Seguridad de Salud, Keiji Fukuda, explicó que las personas no enferman por comer carne de cerdo, "es un virus que se mueve de una persona a otra".

El presidente mexicano, Felipe Calderón, pidió a los ciudadanos permanecer en casa del 1 al 5 de mayo durante el fin de semana largo por días feriados, mientras que el secretario de Hacienda, Agustín Carstens, admitió que la economía del país podría contraerse hasta 4% este año, golpeada por la crisis financiera mundial y la gripe.

La secretaria de salud de EUA, Kathleen Sebelius, afirma que su país destinará 251 millones de dólares para comprar 13 millones más de medicamentos contra la influenza.[23]

1–5–2009 Canadá confirma 27 casos, mientras que aparecen 131 casos confirmados y 1 deceso en EUA; en México los casos sospechosos se ele-

23. El gobierno estadounidense envió 400 000 dosis de tratamiento a México.

van a 2 955, de los cuales 358 están confirmados. De las 168 muertes sospechosas, 15 son debidas al virus de la influenza porcina.

El secretario de Salud informa que hasta ese momento se procesaron 776 muestras, de las cuales 358 fueron positivas al virus H1N1. De los fallecidos, 11 son mujeres y 4 son hombres, 7 son del Distrito Federal, 2 del estado de México, 1 de Oaxaca y 1 de Tlaxcala. El rango de edad de los fallecidos va de los 21 a los 40 años de edad. Se repartieron 36 240 dosis del antiviral oseltamivir, con el cual se evita que los pacientes infectados transmitan el virus.

En todo el mundo, 13 países confirman casos de la cepa H1N1 de la gripe. Los más recientes son Corea, Dinamarca y Hong Kong. La Organización Mundial de la Salud (OMS) informa sobre 331 casos de gripe A en todo el mundo y decide dejar de llamar a la enfermedad "gripe porcina" para tranquilizar a los productores y consumidores de carne de cerdo.

El presidente Felipe Calderón recibe un vuelo desde China en el aeropuerto internacional de la ciudad de México con equipamiento médico de ayuda por un monto de cuatro millones de dólares.

En Egipto, el gobierno ordenó sacrificar a unos 300 000 cerdos, la totalidad de su ganado porcino, según una ley emanada del parlamento y emitida por el gobierno.[24]

Novavax, Inc. (Rockville, MD, EUA), una empresa biotecnológica desarrolladora de vacunas en EUA, afirmó que en tres meses podría tener lista una inmunización contra el virus de la influenza humana tipo A H1N1. La prontitud se debe a la experiencia que tiene en el diseño de vacunas contra la influenza estacionaria y la gripe aviar. "Estas moléculas son partículas similares al virus y podemos utilizarlas para obtener una respuesta inmunitaria más robusta del cuerpo humano que las ve como entes contagiosos naturales, pero que son incapaces de crecer, replicarse y causar enfermedad. La ventaja es que se consigue la respuesta inmunitaria sin riesgo de infección", declaró Rahul Singhvi, director general de Novavax.

El Instituto de Biotecnología de la UNAM declara que la Aspirina® (ácido acetilsalicílico) no debe de ser consumida por personas con síntomas de este virus, ya que puede dañar el hígado si se desarrolla síndrome de Reye. La Dra. Susana López Charretón alertó lo anterior y recomendó que para la fiebre y el dolor de cabeza es mejor consumir acetaminofén o paracetamol, analgésicos conocidos como

---

24. Un hecho similar ocurrió en 2006 ante la gripe aviar y se mataron 25 millones de aves en ese país.

Tylenol® o Tempra®, previa prescripción médica en caso de síntomas típicos de la influenza, como fiebre alta, dolor de cabeza intenso, tos, catarro y dolor muscular.

La empresa Google lanzó una página web, el mapa de *Flu Trends Mexico*, en la que se muestra una estadística sobre los presuntos casos de influenza en México, "día a día" y por entidad federativa. El buscador Google, lanzó una página similar para los casos de EUA en noviembre de 2008, confirmados por la prestigiosa revista *Nature* en febrero de 2009. Por ahora, el buscador sólo muestra la estadística de 17 estados de la República.[25]

2–5–2009 El presidente de EUA, Barack Obama, expresa que aún se ignora por qué el virus ha causado tantas muertes en México y no en otras partes del mundo.

El presidente le pide al Congreso 1 500 millones de dólares para comprar más fármacos y equipos, en caso necesario.

Los casos confirmados de gripe porcina en EUA se incrementaron a 161, distribuidos en 23 estados, según los Centros de Control y Prevención de Enfermedades (CDC) con sede en Atlanta. El Departamento de Salud de ese país informó que 433 escuelas cerraron, lo cual afectó a 245 000 niños en 17 estados.

3–5–2009 El Secretario de Salud, José Ángel Córdova, informa que el número de contagiados pasó de 473 a 487 en las últimas horas y el de muertos quedó en 19. Señala que, pese a las cifras, no se bajará "la guardia" para hacer frente a un virus que aún se extiende por el mundo, incluida América Latina, donde ya hay al menos un caso en Colombia y uno en Costa Rica. Menciona que ya se realizaron 1 498 pruebas, y del total de casos positivos (506, incluidos vivos y muertos) por el virus A/H1N1, 53.8% (272 casos) son del género femenino y 46.2% (234 casos) del masculino, en 23 de los 32 estados de la República. El Secretario afirma que, de no haberse suspendido las actividades públicas y privadas consideradas no esenciales y si el virus se hubiese comportado con mayor virulencia a la observada, se habría podido cumplir un escenario preparado en 2005, el cual establecía hipotéticamente que una epidemia de influenza con una tasa de ataque de 25% provocaría en un periodo de dos meses hasta 50 000 muertes, 250 000 hospitalizaciones y 15 millones de consultas médicas. Por su parte, el Dr. Pablo Kuri, epidemiólogo y asesor de Córdova, confirma que el 11 de abril ocurrió una muerte por el virus A/H1N1 en

25. Ginsberg J, Mohebbi MH, Patel RS, Brammer L, Smolinski MS *et al.:* Detecting influenza epidemics using search engine query data. *Nature* 2009;457(7232):1012–1014.

la ciudad de México, dos días antes de la que se pensaba que era el primer fallecimiento, ocurrido en una mujer en Oaxaca. Comenta también que no hay muertes entre el personal médico que ha estado en contacto con pacientes con ese tipo de influenza, una indicación de que el virus no es tan contagioso ni virulento como se pensaba en un inicio.

Mientras tanto, en EUA el doctor Richard Besser, director interino de los Centros de Control y Prevención de Enfermedades (CDC), de Atlanta, afirma que "Todavía no salimos del peligro". Los casos confirmados de gripe porcina en EUA ascienden ahora a 226 en 30 estados. El conteo previo de los CDC era de 160 casos confirmados en 21 estados. Los CDC también ha teorizado que el virus de la gripe porcina, o influenza H1N1, puede diseminarse de forma agresiva cuando comience la temporada regular de influenza, en la temporada invernal, mientras que la temporada de gripe en el hemisferio sur está a punto de comenzar y las autoridades estadounidenses seguirán la pista de la circulación de la gripe porcina en los próximos meses, mientras preparan la primera vacuna y deciden si ordenan grandes cantidades para el último trimestre del año. Con una nueva enfermedad infecciosa, explica Besser en un programa de televisión de la cadena Fox, "existe una sola posibilidad de intentar reducir el impacto. Se adopta un enfoque muy intenso y luego se trata de obtener más información para adecuar la respuesta".

En Europa y América Latina la pandemia continúa diseminándose y al menos cinco países informan casos nuevos, mientras China mantiene en cuarentena a viajeros mexicanos en hospitales y hoteles como parte de las medidas drásticas contra la epidemia. El embajador de México en Beijing, Jorge Guajardo, informa que las autoridades chinas estaban pidiendo a los mexicanos que se identificaran en los vuelos entrantes para aislarlos de otros viajeros después de aterrizar. En un caso, una pareja mexicana y sus tres pequeños hijos fueron sacados de su cuarto de hotel a las 4 de la mañana y trasladados a un hospital, a pesar de que ninguno de los mexicanos aislados presenta síntomas y la mayoría no tuvo contacto con personas o lugares infectados. "En muchos casos hemos tenido reportes de que estaban siendo colocados en cuarentena por el simple hecho de que tenían un pasaporte mexicano, sin importar si procedían de México o no, si habían estado en México o no, y si habían estado en contacto con alguien más de México", informa Guajardo. A nivel mundial, ya hay 800 casos de gripe porcina, la mayoría en México, EUA y Canadá. Colombia anuncia el primer caso de gripe porcina en América del

Sur —un día después que Costa Rica informó del primer caso en América Central.

Los expertos en salud pública investigan si el virus es transmitido de seres humanos a cerdos, para determinar si la enfermedad está alcanzando una nueva etapa. Durante su conferencia de prensa diaria en las oficinas generales en Ginebra, la Organización Mundial de la Salud reitera que la carne de cerdo, el jamón y las salchichas son alimentos seguros y que no son un medio para contraer la influenza tipo A.

"Siempre y cuando la carne de cerdo se cocine de la manera en que se cocina normalmente la carne, no hay ningún problema y ningún riesgo en absoluto de contraer esta enfermedad", dijo el Dr. Peter Ben Embarek, experto de la OMS en bioseguridad de los alimentos.

En Madrid, el ministerio de Salud Pública informa que en España el número de casos confirmados de gripe porcina se elevó a 40, lo cual la convierte en la nación europea más afectada por el virus. La mayoría de las víctimas se han recuperado, dijo el ministerio de Salud Pública de España. Todos los enfermos, excepto dos, habían visitado México en fechas recientes.

Otras 99 personas están siendo examinadas para determinar si se contagiaron del virus causante de la influenza tipo A, informan las autoridades sanitarias españolas.

En París, el secretario general de Salud de Francia, Didier Houssin, comunica que se le pedirá a los viajeros que regresen al país desde México y que trabajen con niños pequeños que tomen una semana sin trabajar, con el fin de prevenir que la gripe porcina contagie a los bebés.

Gran Bretaña tiene 15 casos de gripe porcina, Alemania ocho, Francia e Italia dos cada uno, e Irlanda, Suiza, Austria, Dinamarca y Holanda un caso cada uno.

En Hong Kong hay 350 personas en cuarentena en un hotel como precaución sanitaria.

4–5–2009 El jefe de gobierno del Distrito Federal, Marcelo Ebrard, desde el Hospital General "Dr. Enrique Cabrera", anuncia un sistema de alerta sanitaria contra virus A–H1N1 parecido al que se utiliza para las contingencias ambientales.

El número de fallecidos por la gripe porcina en México se incrementa de 22 a 26 y el de contagiados de 568 a 701, aunque las tendencias muestran una disminución de los casos nuevos, informa José Ángel Córdova Villalobos.

El Secretario de Salud, dijo que no se debe bajar la guardia, porque es previsible que haya un rebrote del virus A/H1N1, lo cual podría ocurrir en los siguientes días o semanas, como en el caso de la pandemia de la gripe española en 1918, donde el rebrote ocurrió tres meses después de aparecida la epidemia.

La Secretaría de Relaciones Exteriores de México informa de la salida de un vuelo especial rumbo a China para repatriar a los mexicanos que así lo deseen, sean residentes o turistas. El objetivo es "evitar que nuestros connacionales se vean expuestos a medidas de aislamiento que durante la epidemia de influenza ha impuesto China", aseguró la cancillería mexicana. El avión que partirá en las próximas horas, hará escala en varias ciudades de la República Popular China, donde se concentrarán los mexicanos que han expresado su intención de volver a México. Especialmente, se buscará repatriar a los mexicanos que llegaron en fecha reciente al país oriental en un vuelo procedente de México y que fueron confinados por las autoridades chinas "por razones sanitarias".

Mientras tanto, la Embajada de México en Beijing y los consulados en Hong Kong, Shanghai y Guanzhou continúan proporcionando toda la asistencia necesaria y velando por el respeto de sus derechos humanos. Según informó la canciller Patricia Espinosa, las autoridades mexicanas tienen registradas a 71 personas actualmente en ese país. Además, México emite una alerta de viajes que recomienda enfáticamente no viajar a China, ante las medidas inaceptables que ese gobierno ha impuesto en el contexto de la lucha contra la influenza.

Por su parte, China niega estar discriminando a los mexicanos, tras haber puesto en cuarentena a unos 70 mexicanos, a pesar de que no presentaban síntomas de gripe porcina. "Estas medidas no están orientadas a los ciudadanos mexicanos y no son discriminatorias", afirma el portavoz del ministerio chino de Relaciones Exteriores, Mao Zhaoxu, en un comunicado. "Este asunto es sólo un problema de cuarentena", añadió, subrayando que "China y México son dos países amigos". México denuncia las medidas adoptadas por China para sus ciudadanos y la suspensión de los vuelos entre México y Shanghai tras la confirmación del primer caso de contaminación por el virus de la gripe porcina en Asia, que se trató de un mexicano llegado a Hong Kong vía Shanghai. Algunos mexicanos puestos en cuarentena habían viajado en el mismo avión que el mexicano que sufrió el primer caso confirmado de la gripe A(H1N1) en Asia. Otros, sin embargo, llegaron a China desde Estados Unidos y fueron puestos en cuarentena simplemente por ser mexicanos, según la embajada de México en Pekín. Myrna Elisa Berlanga, una mexicana de

31 años que llegó el 2 de mayo en viaje de turismo, fue conducida desde su avión, procedente de EUA, a un hotel cerca del aeropuerto de Pekín en el que fue puesta en cuarentena junto con nueve compatriotas. Por su parte, el presidente mexicano Felipe Calderón criticó un día antes los casos de discriminación que sufrieron los mexicanos en el extranjero, lo cual califica de "injusto" y "una desgracia" producto de "la ignorancia y la discriminación", aunque el comunicado chino llamó a México a ser "objetivo y a mantener la calma". "China entiende la preocupación de la parte mexicana por los derechos y los intereses de sus ciudadanos en China y espera que México pueda avanzar hacia una solución conjunta de la situación de epidemia", afirmó Mao Zhaoxu, lo cual contrasta con un portavoz de *China Southern Airlines,* que declaró que la compañía anuló el vuelo de un avión *charter* que debía ir a México a buscar a unos 120 ciudadanos chinos.

Mientras tanto, la Organización Mundial de la Salud (OMS) informa que sus laboratorios han identificado un total de 985 infectados con el virus de la influenza H1N1 en 20 países, entre ellos El Salvador y Colombia, y agregó que son 25 las muertes confirmadas por la enfermedad en México. Los números de la OMS son menores a los que reportan los países afectados, pero se consideran científicamente más seguros.

La OMS confirma infecciones por influenza, sin muertes, en los siguientes países: Austria (1), Canadá (85), Hong Kong y región china (1), Costa Rica (1), Colombia (1), Dinamarca (1), El Salvador (2), Francia (2), Alemania (8), Irlanda (1), Israel (3), Italia (1), Países Bajos (1), Nueva Zelandia (4), Corea del Sur (1), España (40), Suiza (1) y Gran Bretaña (15).[26]

5–5–2009 El número de casos registrados de gripe porcina aumenta a 1 025 personas en 20 países, según datos de la OMS, mientras que los Centros de Control y Prevención de Enfermedades de EUA han confirmado 1 223 enfermos en 21 naciones. La OMS por su parte, exhorta a los gobiernos a que eviten tomar medidas drásticas sin respaldo científico. La directora de la Organización Mundial de la Salud, Margaret Chan, dice que los gobiernos deben basar sus acciones en evidencia científica, y evita criticar las medidas específicas tomadas por los gobiernos en respuesta al brote de influenza. Keiji Fukuda,

26. La OMS está esperando ver más evidencias de una propagación sostenida del virus más allá de América antes de elevar el nivel de alerta global de 5 a 6, el máximo nivel, y declarar una pandemia.

el principal especialista de gripe de la OMS, afirma que las cuarentenas son un "principio establecido desde hace tiempo", que tienen sentido en las fases iniciales del mal contagioso.

La OMS aún no eleva el nivel de alerta a fase 6, aunque ha dicho que esto sería sólo cuestión de tiempo a medida que el virus parece propagarse a más y más países en todo el mundo; el secretario general de la ONU, Ban Ki–moon, informa que la OMS le notificó que "si la situación continúa como hasta ahora, no hay planes de elevar el nivel de alerta a la fase 6".[27]

China envía un vuelo contratado a la Ciudad de México para recoger a 200 ciudadanos chinos que quedaron varados en la capital mexicana y cancela los únicos vuelos directos entre China y México, un servicio que realiza Aeroméxico dos veces por semana, afirma la agencia noticiosa oficial Xinhua; sin embargo, China también envía a México suministros destinados a combatir la gripe porcina, como máscaras quirúrgicas, guantes, desinfectantes y escáners termales, donde la gripe porcina cobró 26 vidas y 776 contagios.

El gobierno de Corea del Sur confirma su segundo caso por contagio de gripe porcina en una monja católica de 44 años de edad, que fue atendida en un hospital militar, según el funcionario del Ministerio de Salud, Chung Eun–kyung.

BROTE DE INFLUENZA EN MÉXICO

El brote de influenza tipo A (H1N1) de 2009 en México fue causado por una variante del Influenzavirus A originalmente de origen porcino (subtipo H1N1), detectado en México el 18 de marzo de 2009. El 29 de abril la Organización Mundial de la Salud (OMS) lo clasificó como de nivel de alerta cinco y seis; es decir, pandemia inminente. Ese nivel de alerta no define la gravedad de la enfermedad producida por el virus, sino su extensión geográfica. La gravedad de la pandemia y preocupación por la autoridades y sociedad en general, se debe a que los virus influenza A son causantes de gripe con brotes graves y extensos, y han ocasionado epidemias globales o pandemias que ocurren en ciclos de 10 a 15 años. Por el contrario, las gripes estacionales debidas a Influenza B, con variaciones antigénicas menos frecuentes y menos extensas, se dan casi todos los años con extensión variable y generalmente son menos grave que la A.

La nueva cepa viral es popularmente conocida como gripe o influenza porcina o norteamericana, y también como "nueva gripe", aunque este nombre ha sido

---

27. El nivel 6 implicaría que hay una pandemia global de gripe porcina. La OMS elevó el grado de alerta a nivel 5 unos días antes.

objeto de diversas controversias. El 30 de abril de 2009 la OMS comenzó a utilizar la denominación virus de la influenza A (H1N1).

Esta nueva cepa es mutante H1N1 y parece ser diferente a la cepa original de H1N1 silvestre humana; se ha comunicado que el genoma de este nuevo Influenzavirus tipo A, integra genes de los tres virus clasificados dentro del subtipo. El virus H1N1 original ha mutado en diversos subtipos desde su brote pandémico devastador en 1918 (por lo que se consideraba extinto en la vida silvestre); sin embargo, permaneció en forma de influenza porcina y aviar, manteniéndose en circulación después de haber sido reintroducida en la población humana en los brotes de los años de 1970.

Se sospecha que tarde o temprano un virus de la gripe mutará de manera similar y afectará a millones de personas de todo el mundo. Uno de los candidatos es el virus de la gripe aviar H5N1 que, a pesar de que ya no se informa de él en la prensa, sigue amenazando.

Las defensas que se puedan tener contra los virus son muy escasas, por eso expertos del *Vanderbilt University Medical Center* han realizado un interesante estudio que quizá ayude. Han estudiado personas nonagenarias que sobrevivieron a la pandemia de 1918 en busca de los anticuerpos que les permitieron sobrevivir al virus. Encontraron dichos anticuerpos y cuando éstos fueron inyectados en ratones éstos adquirieron resistencia frente a la enfermedad.

El brote de 2009 que afecta a México parece ser causado por el surgimiento de una nueva mutación del virus H1N1 silvestre que se origina de la mutación por reordenamiento de varias cepas de virus H1N1, incluidas una cepa humana, una aviaria y dos porcinas. Este nuevo virus de la influenza H1N1 del 2009, también se enlazan mediante hemaglutinina en residuos de azúcares de ácido siálico en las superficies de las células epiteliales, sobre todo en la nariz, la garganta y los pulmones de los mamíferos o en el intestino de las aves.

El origen de la emergencia epidemiológica por este virus de influenza en México se debe al descubrimiento de que se trata de una variante de cepa H1N1, con material genético proveniente de una cepa aviaria, dos cepas porcinas y una humana, que debido a la mutación ha dado un salto entre especies (heterocontagio): de cerdos a cerdos–humanos al contagio de humanos a humanos; es decir, este nuevo virus se contagia de una persona a otra. Según los expertos (como el jefe del Departamento de Microbiología del Hospital Mount Sinai de Toronto, el Dr. Donald Low) ya se ha confirmado la relación entre el nuevo virus de la gripe porcina H1N1 y el de los casos confirmados de influenza en México.

Se sabe que el virus causante de la influenza porcina no se transmite al hombre por el consumo de carne de cerdo infectado, ya que el virus no resiste las altas temperaturas, como las empleadas para cocinar alimentos.

La vacuna para este nuevo virus está en proceso de desarrollo y producción, mientras que las vacunas disponibles para humanos y cerdos no son adecuadas ni efectivas para esta variante. La OMS ha indicado la utilidad del oseltamivir para hacer frente a la enfermedad, lo cual no sucede con los inhibidores de entrada, como la amantadina y la rimantadina, frente a los que el virus parece haber desarrollado resistencias.

Los medios de información han considerado que el "paciente cero"es Édgar Enrique Hernández (un niño de cinco años de edad que cayó enfermo el 2 de abril, procedente de la ciudad de La Gloria, Veracruz, México). La realidad es que antes que él hubo otros muchos afectados por influenza.

A comienzos de marzo, la influenza se derivaba en muchos casos en problemas respiratorios que afectaron a 60% de los residentes de La Gloria. Sin embargo, no se han confirmado más casos de gripe porcina en la ciudad. La Gloria está localizada cerca de una granja de cerdos que cría anualmente alrededor de un millón de cerdos y que favorece la proliferación de moscas debido a las "lagunas de estiércol" derivadas de la explotación.

El Instituto Mexicano del Seguro Social afirmó a principios del pasado abril que quizá estas moscas fueron el vector biológico original del virus. El propietario de la granja de cerdos Smithfield Foods declaró que no se han encontrado signos clínicos o síntomas de presencia de la gripe porcina en los cerdos (propiedad de la compañía) ni en los empleados residentes en México, y que se le ha administrado de manera rutinaria la vacuna contra el Influenzavirus a la piara de cerdos y se han realizado análisis mensuales para detectar la presencia de gripe porcina.

El inicio del brote se detectó en México, D. F., donde la vigilancia comenzó a notar un repentino aumento de los casos de una enfermedad similar a una gripe a partir del 18 de marzo. Las autoridades mexicanas atribuyeron este aumento a una "gripe de temporada tardía", la cual coincide normalmente con un ligero aumento del Influenzavirus B.

El día 21 de abril los Centros para el Control y Prevención de Enfermedades de EUA dieron la voz de alarma a los medios acerca de dos casos aislados de la nueva gripe porcina. Los dos primeros casos identificados (y confirmados) como gripe porcina fueron dos niños residentes de EUA (en el condado de San Diego y en el condado Imperial, California) que enfermaron el 28 y el 30 de marzo, respectivamente. Esta nueva cepa fue inmediatamente confirmada en México y se relacionó con el aumento de la gripe tardía. La primera muerte debida a la gripe porcina ocurrió el 13 de abril, cuando una mujer diabética natural de Oaxaca murió por complicaciones respiratorias; se enviaron algunas muestras al CDC el 18 de abril. La población mexicana se vio aún más estresada emocionalmente a causa del terremoto ocurrido el 27 de abril con epicentro en Guerrero, dado que los trabajadores médicos mexicanos estaban tratando de lidiar con dos problemas al mismo tiempo.

En marzo y abril de 2009 se detectaron más de 1 000 casos sospechosos de gripe porcina en humanos en México y el suroeste de EUA.

La medidas de control epidemiológico a finales de abril se agudizaron, puesto que esta enfermedad aparecía como un virus inusualmente letal en México, donde se le responsabilizaba oficialmente de haber causado 149 muertes de forma inicial (de las cuales solo 26 fueron confirmadas), principalmente en la ciudad de México.

También se notificaron casos en los estados de San Luis Potosí, Hidalgo, Querétaro y Estado de México, en la región central del país. Algunos casos en México y EUA han sido identificados por la Organización Mundial de la Salud como una cepa del H1N1 nunca vista antes. Los fallecidos mexicanos eran principalmente adultos jóvenes de entre 25 y 45 años de edad. El secretario de Salud de México, José Ángel Córdova Villalobos, declaró el 24 de abril: "Estamos tratando con un nuevo virus de la gripe que constituye una epidemia respiratoria (aunque es controlable)".

El primer caso detectado en 2009 ocurrió el 28 de marzo, de acuerdo con la conferencia de prensa del 23 de abril de 2009 de la Dra. Nancy Cox del brote de fiebre porcina de 2009.

Según los expertos, como el jefe del departamento de microbiología del Hospital *Mount Sinaí*, en Toronto, el Dr. Donald Low, está por confirmarse la relación entre el virus de la gripe porcina H1N1 y el de los casos confirmados en México. Aunque se sospecha que esta influenza puede ser de origen porcino, la Organización Internacional de Salud Animal (OIE) pidió que la gripe porcina se denominara "influenza norteamericana", puesto que por el momento no se ha aislado el virus en los animales.

Se le ha recomendado a la población extremar precauciones de higiene: no saludar de beso ni de mano, evitar lugares concurridos (metro, auditorios, escuelas, iglesias, etc.), usar tapabocas y lavarse las manos constantemente con detergente o desinfectante, como alcohol o hipoclorito de sodio (aunque este último está contraindicado, pues tiene efectos altamente tóxicos para la piel).

En caso de presentar síntomas de gripe o temperatura elevada, hay acudir a un hospital lo antes posible. En oficinas, *call centers* y cibercafés se recomienda limpiar los teclados y ratones con alcohol para desinfectarlos y evitar una posible propagación del virus.

La Secretaría de Salud (México) ha emitido una alerta por el brote en su sitio web (www.salud.gob.mx).

Se sabe que el virus causante de la gripe porcina no se transmite mediante el consumo de carne de cerdo probablemente infectada, ya que el virus no resiste las altas temperaturas a las que se cocinan los alimentos.

La Organización Mundial de Sanidad Animal recomendó llamar a la enfermedad influenza norteamericana o gripe norteamericana, por ser el lugar donde se originó. La Organización Mundial de la Salud y el CDC son conscientes de que este brote podría convertirse en una pandemia peligrosa por varias razones:

- Nueva cepa. El virus es una nueva cepa de influenza, para la que las poblaciones humanas no han sido vacunadas o no están inmunizadas de forma natural.
- Transmisión entre humanos. El virus se transmite de un humano a otro. Las investigaciones realizadas en pacientes infectados indicaron que no tuvieron contacto directo con cerdos, como una granja o ferias agrícolas. En contraposición, la transmisión del brote más severo entre humanos por gripe —la gripe aviar (que alcanzó su cenit en 2006)—, se producía por contacto directo entre humanos y pájaros.
- Virulencia. Por razones todavía desconocidas, todos los fallecidos hasta el 29 de abril eran mexicanos, incluido el niño que fue llevado a EUA para su tratamiento. Más aún, es en México principalmente donde las muertes producidas a causa de la enfermedad han sido entre jóvenes y adultos sanos. Otras cepas de influenza reproducen los síntomas más graves entre niños pequeños, ancianos y las personas con un sistema inmunitario debilitado. Sin embargo, el CDC señaló que los síntomas mostrados por la gripe porcina son muy similares a los provocados por una gripe normal, mientras que algunos medios de información han especulado sobre el virus que podía provocar una tormenta de citocinas en los pacientes. Actualmente no hay evidencias que sustenten esta hipótesis y el CDC ha añadido que hay "información insuficiente hasta la fecha acerca de las complicaciones clínicas sobre esta variante de gripe porcina A (H1N1)".
- Carencia de datos. Actualmente se desconocen otros factores determinantes, como las tasas y los patrones de transmisión (epidemicidad) y la eficacia de los tratamientos actuales de la gripe, que combinados con la imprevisibilidad innata de las cepas de la gripe, dificultan la elaboración de previsiones fiables.

Como nota, predecir el tamaño y la severidad de los brotes de influenza es una ciencia inexacta. El gobierno estadounidense se equivocó durante la predicción de 1976, durante la pandemia de gripe porcina que nunca se materializó.

La alerta de la OMS a nivel 3 por la influenza norteamericana

La OMS decidió elevar el nivel de alerta por influenza norteamericana el 25 de abril.

Un nivel de alerta 3 significa que ya se confirmó la presencia de un nuevo virus, pero que no hay evidencia de contagio de humano a humano, o bien éste es insuficiente para provocar epidemias a nivel de una comunidad. El nivel 3 está activado desde la crisis de la influenza aviar asiática en 2006.

La alerta de la OMS a nivel 4 por la influenza norteamericana

Después del segundo encuentro del Comité de Emergencia, el 27 de abril, se elevó el nivel de alerta por pandemia a la fase 4 ("Transmisión sostenida de humano a humano"), que implica brotes por toda la comunidad.

Desde el 29 de abril, el ayudante del director general de la Organización Mundial de la Salud, el Dr. Keiji Fukuda, declaró: "...estamos acercándonos a la fase 5. Ahora nuestra intención es tener la absoluta certeza de que tratamos con la transmisión sostenida en al menos dos o más países".

El número creciente de casos alrededor del mundo y la expansión de decesos por gripe porcina fuera de las fronteras mexicanas llevó a la OMS a elevar nuevamente (el 29 de abril) el nivel de 4 a 5, el cual equivale a "pandemia inminente".

La alerta de la OMS a nivel 5 por la influenza norteamericana

El 29 de abril la OMS incrementó el nivel de alerta por pandemia a la fase 5 (el segundo nivel más alto), indicando que la pandemia es "inminente". Se han registrado casos de transmisión entre humanos en múltiples regiones. En España, las fuentes oficiales confirmaron el primer caso europeo de una persona infectada que no había viajado a México, pero su pareja sí lo había hecho.

9

Medidas preventivas para evitar una pandemia por virus de la influenza

INTRODUCCIÓN

El término pandemia por el virus de la influenza se refiere a la ocurrencia masiva de casos, con una elevada tasa de infección y mortalidad, ocasionada por la aparición de un nuevo subtipo de virus A, contra el cual la población no tiene inmunidad natural.

En general, las pandemias de influenza condicionan un incremento significativo en la demanda de consultas médicas, altas tasas de hospitalización y de muerte. Tienen un efecto importante en la economía y en el bienestar social como consecuencia del ausentismo laboral y de la limitación del flujo de personas y de mercancías entre países y regiones, lo que puede originar una grave disrupción de los servicios básicos y de salud.

En la última década, varias cepas del virus de la influenza aviar han cruzado los límites entre aves y humanos, causando la muerte en algunos enfermos: el H7N7 en Holanda, el H9N2 en Hong Kong y el H7N2 en Nueva York. Sin embargo, el subtipo H5N1 de 1992 es el que ha puesto al mundo más cerca de una nueva pandemia desde que ocurrió en 1968. Ello se debe principalmente a la capacidad del virus de causar enfermedad en hombres y mujeres sin la necesidad de contar con genes de virus humanos, además de su intensa sintomatología y elevada letalidad.

El virus de influenza aviar de alta patogenicidad A H5N1 ya es generalizado en aves del sureste asiático, en donde las autoridades no han podido contener los brotes anuales en animales, por lo que continúa la acumulación de casos de la enfermedad en humanos. La enfermedad aviar se ha extendido hacia el oeste a través de las rutas migratorias, afectando a aves silvestres y de granja de países del centro de Asia y del este y sur de Europa.

Actualmente, con la influenza humana norteamericana tipo A H1N1 de abril y mayo de 2009, se han cumplido dos de las tres condiciones generales para el inicio de una pandemia: la emergencia de un nuevo virus de influenza y la capacidad de dicho virus para replicarse en humanos causando enfermedad grave. El cumplimiento adicional de la tercera condición, esto es, que el virus obtenga la propiedad de transmisión eficiente humano-humano, ha puesto la antesala para el inicio de la próxima pandemia de influenza. Por lo mismo, una de las principales limitantes para las autoridades sanitarias es predecir si el virus se controlará o no, y cuando ocurrirá, y si muta, cuál será el grado de virulencia del nuevo virus y su impacto en morbilidad y mortalidad entre los seres humanos.

Un escenario ideal sería contar con una vacuna específica que permita la protección para cada nueva mutación del virus de la influenza, pero como no podemos predecir al virus, la prioridad está en identificar intervenciones efectivas de salud pública encaminadas a detener la pandemia en sus etapas iniciales, tales como el uso profiláctico de antivirales, o bien contar con estrategias para reducir las tasas de infección entre la población (distanciamiento social) y la difusión entre la población de las medidas de higiene básicas para evitar el contagio de la enfermedad (uso de cubrebocas, lavado de manos, buena alimentación, etc.). La efectividad de tales políticas en México dependió de cuán rápido fueron diagnosticados los casos clínicos y la velocidad de distribución de los antivirales, así como las medidas de salud pública en el país.

En cualquier caso, las acciones de prevención servirán para proteger a la población mundial, sea cual sea la cepa que cause la próxima pandemia, o que ésta ocurra por el paso de una cepa aviar o porcina al hombre o por cambios antigénicos importantes en un patógeno humano conocido.

ESTRATEGIAS DE LA OMS PARA EVITAR LA PANDEMIA

La OMS ha instado a los gobiernos a desarrollar planes multidisciplinarios de prevención y control para la actual pandemia de influenza humana norteamericana.

La respuesta a una pandemia de influenza debe prepararse con todo cuidado y todas las opciones disponibles deben ser consideradas y evaluadas en cuanto a su utilidad y costo/beneficio. Todos los sistemas de apoyo deben utilizarse para informar oportunamente a la población, a la comunidad médica y a los responsables de la respuesta para aplicar oportunamente las medidas necesarias y así mitigar los efectos de la pandemia. Se debe evitar el pánico y mantener el orden ante situaciones que pudieran generarse de no tener perfectamente establecidos los mecanismos de respuesta correspondientes.

De acuerdo con lo sugerido por la OMS, los objetivos de la planeación para una pandemia de influenza mundial en el plano internacional se orientan a:

1. Reconocer de manera oportuna la emergencia de cepas virales de potencial pandémico y monitoreo de su evolución.
2. Establecer mecanismos que permitan identificar el inicio de la pandemia de influenza.
3. Reducir la morbilidad, mortalidad e ingresos hospitalarios por la enfermedad.
4. Desarrollar la capacidad para atender un elevado número de individuos enfermos graves en la comunidad y en hospitales.
5. Asegurar que los servicios esenciales se mantengan funcionando para reducir al máximo la disrupción de la vida diaria.
6. Brindar información adecuada, oportuna y actualizada al personal de salud, población general, medios de comunicación y todos aquellos grupos que lo requieran.

Todos ellos contribuirán, sin duda, al objetivo común de protección global contra el riesgo de una pandemia, incidiendo a la vez en la reducción del impacto de la misma en las tasas de enfermedad y muerte.

Después del incidente de Hong Kong en 1997, la OMS promovió con mayor esfuerzo que todos los países establecieran procedimientos a seguir en caso de presentarse una pandemia.

Según la OMS, las naciones deben asegurar una reserva estratégica de vacunas y medicamentos antivirales para el momento que se requieran, y han de establecer un plan de actualización médica para concientizar a los trabajadores de la salud sobre la enfermedad, así como a los diversos sectores gubernamentales para que actúen en las diferentes fases. Además, deben contar con sistemas de comunicación para informar a la población con objetividad durante todas las fases determinadas. En relación con todo ello, México ha establecido un plan para enfrentar la pandemia en cuanto se reconozcan los casos.

PLAN NACIONAL DE PREPARACIÓN Y RESPUESTA EN MÉXICO ANTE UNA PANDEMIA DE INFLUENZA

Desde 2003 en México se institucionalizó el concepto de seguridad en salud como uno de los componentes centrales de la seguridad nacional. A través de la creación del Comité Nacional para la Seguridad en Salud (CNSS), el país cuenta con un Órgano colegiado del más alto nivel encabezado por la Secretaría de Salud, con la responsabilidad de analizar, definir, dar seguimiento y evaluar las políticas nacionales en materia de seguridad en salud, lo que le ha conferido el carácter de una política de Estado.

Las acciones del CNSS se sustentan en cinco ejes fundamentales: emergencias hospitalarias, brotes de enfermedades infecciosas, exposición a agentes químicos, desastres naturales y bioterrorismo.

En este contexto se conformó un grupo de trabajo con el objetivo de desarrollar el Plan Nacional de Preparación y Respuesta ante una Pandemia de Influenza. El grupo se encuentra conformado por todas las instituciones públicas federales que integran al Comité, las cuales participan de manera activa en el diseño y actualización permanente de los lineamientos técnico-normativos del Plan, desde una perspectiva integral y multidisciplinaria y atendiendo a las competencias de cada institución participante.

Comité Nacional para la Seguridad en Salud. Instituciones integrantes del Grupo de Trabajo de Pandemia de Influenza:

- Secretaría de Salud.
- Secretaría de Gobernación (Coordinación General de Protección Civil).
- Secretaría de Agricultura, Ganadería, Desarrollo Social, Pesca y Alimentación.
- Secretaría de la Defensa Nacional.
- Secretaría de Marina.
- Instituto Mexicano del Seguro Social (régimen ordinario y Oportunidades).
- Instituto de Seguridad y Servicios Sociales para los Trabajadores del Estado.
- Sistema Nacional para el Desarrollo Integral de la Familia.
- Petróleos Mexicanos.

El objetivo del Plan es proteger a la población mexicana mediante la instrumentación oportuna de acciones coordinadas para hacer frente a las necesidades de atención con la finalidad de reducir el impacto de un evento de esa naturaleza en el país.

Con todos estos propósitos, se ha buscado que las estrategias incorporadas en el Plan se basen en la evidencia científica internacional y las experiencias nacionales, privilegiando, ante todo, que surjan del consenso de todos los actores relevantes involucrados en el país.

Las acciones de preparación y respuesta del Plan se encuentran organizadas en líneas de acción, las cuales adquieren características diferentes de acuerdo con el nivel de riesgo para la población y una escala desarrollada específicamente para nuestro país, que, a su vez, se basa en una escala formulada por la OMS.

Para fines de planeación, en esta escala se asume, siguiendo los escenarios epidemiológicos actuales, que la pandemia iniciara en otro continente, muy probablemente en Asia. Sin embargo, la escala es flexible y permite pasar de una fase a otra sin tener que recorrer todas las fases precedentes. Debido a que las fases reflejan riesgo cada vez mayor para la presencia de casos en territorio mexicano, si la pandemia iniciara en Europa el riesgo inicial sería mayor que si lo hiciera en Asia, debido al intenso flujo de personas y mercancías entre los países europeos y México.

Por otro lado, en la fase prepandémica en México se plantean las acciones de vigilancia epidemiológica en aves y en humanos que permitan detectar oportunamente la presencia de los primeros casos en el país y disparar la alerta mundial a través de los mecanismos internacionales, si así se diera el caso.

Las líneas de acción del Plan contemplan prioritariamente: Coordinación, Vigilancia Epidemiológica, Atención médica, Difusión y movilización social, y Reserva estratégica.

Coordinación entre las autoridades e instituciones del Sector Salud mexicano

A diferencia de otros problemas de salud pública, por su magnitud una pandemia de influenza rebasaría la capacidad y el ámbito de acción del Sector Salud en México. Es por ello que la coordinación entre instituciones de todos los niveles cobra una gran relevancia en la preparación de las acciones nacionales de contención.

La respuesta a una pandemia de influenza debe iniciar en el nivel local o municipal, con el apoyo de las autoridades estatales y federales. Para que ocurra de manera fluida y adecuada, es necesario que los tres niveles de gobierno se encuentren coordinados de manera estrecha y se fortalezca la capacidad de respuesta en el ámbito de las unidades médicas y del personal del nivel operativo local.

La Secretaría de Salud ha realizado talleres con la participación de autoridades sanitarias de las 32 entidades federativas que conforman geopolíticamente al país, incluyendo al personal del nivel estatal y jurisdiccional, quienes se encuentran actualmente en el proceso de desarrollo de sus respectivos planes de preparación y respuesta.

La coordinación entre instituciones, dentro y fuera del Sector Salud, es fundamental para la correcta implementación de las acciones de respuesta. Todas las instituciones y dependencias deberán conocer el papel que desempeñaran en el caso de una pandemia, con la finalidad de que la respuesta se establezca de manera ordenada y efectiva.

En el Sector Salud a nivel federal se trabaja con las instituciones que proveen servicios de salud a la población para que desarrollen sus planes de preparación alineados con el Plan Nacional. En el nivel estatal, las Secretarías de Salud se encuentran en el proceso de incluir a las demás instituciones del sector en las acciones de respuesta. Lo mismo ocurre con el resto de las instituciones de otros sectores relevantes.

Otro aspecto de la coordinación es el componente internacional, a través del cual se busca contar con información epidemiológica y sanitaria oportuna de otros países, y de avances científicos en materia de prevención y de control, así como obtener transferencia de tecnología y capacitación al personal.

En este sentido, México ha adquirido un papel de liderazgo en el ámbito mundial a través de su participación activa en los mecanismos multilaterales que actualmente trabajan para atender el problema de una eventual pandemia de influenza desde un punto de vista global.

México ha señalado de manera explícita la necesidad de que la comunidad internacional apoye a países que, como el nuestro, cuentan con la capacidad de convertirse en productores de antivirales y vacunas para hacer frente a la próxima pandemia. Igualmente, dada la amplia experiencia exitosa en la respuesta a emergencias sanitarias, México busca apoyar a la comunidad internacional, principalmente a los países de la región de América Latina, en caso de que se presente esta eventualidad.

Vigilancia epidemiológica en México

La vigilancia epidemiológica es la piedra angular de la respuesta a una pandemia de influenza, pues es a través de ella que se podrán detectar de manera temprana los primeros casos de enfermedad que se presenten en el país y con ello disparar la alerta e iniciar las acciones de respuesta.

En México, el Sistema de Vigilancia Epidemiológica de Influenza está basado en una red de al menos 32 unidades centinela ubicadas en unidades de primer nivel en todo el territorio nacional; se encuentra en un proceso de fortalecimiento para mejorar la oportunidad y la calidad de la información que genera, e incluye la detección de casos sospechosos de influenza (vigilancia sindromática de casos *influenza-like*) y su confirmación mediante pruebas de laboratorio. Esta red servirá como base para la detección de casos y riesgos en caso de pandemia.

Actualmente se están incorporando nuevas tecnologías para la notificación inmediata de eventos epidemiológicos de interés, incluyendo casos sospechosos de influenza. Se dispone de una Unidad de Inteligencia Epidemiológica y Sanitaria (UIES) de nivel federal, que funge como centro nacional de notificación inmediata a través de telefonía y medios electrónicos (correo electrónico, fax, etc.);

además, está equipada para realizar el monitoreo diario de medios masivos y otras fuentes de información nacionales e internacionales con las que se detecten situaciones de riesgo relevantes que pudieran reflejar la ocurrencia de eventos de interés epidemiológico y atención inmediata. En el marco de los convenios internacionales de intercambio de información epidemiológica, la UIES funciona también como punto de contacto permanente para los organismos multilaterales y las instituciones del extranjero.

En caso de que se presente una pandemia de influenza, la UIES también cuenta con la capacidad para realizar análisis epidemiológico rápido, que permita conocer con oportunidad el comportamiento de la enfermedad entre la población, a fin de alimentar la toma de decisiones en el país.

Con el propósito de mejorar la funcionalidad del sistema, se ha diseñado un plan de capacitación por etapas para el personal de salud (médicos, enfermeras, trabajadores sociales, personal de laboratorio, promotores, etc.), que incluye al que está en fase de formación en escuelas y facultades; se privilegian aspectos clínicos y epidemiológicos de la enfermedad, con lo que se busca mejorar el diagnóstico y la notificación.

También se dará capacitación al personal de áreas estratégicas que pueda en un momento dado apoyar en la detección de casos: de aduanas, migración, turismo, seguridad y otros sectores afines.

El laboratorio es otro aspecto fundamental de la vigilancia epidemiológica. A través de la capacidad diagnóstica es posible confirmar o descartar casos sospechosos, además de que permite la caracterización del virus para identificar si se trata del virus pandémico o cualquier otro virus de influenza que se encuentre circulando. En este caso, se busca fortalecer a los 32 laboratorios y coordinaciones que integran la Red Nacional de Laboratorios de Salud, a través de la incorporación de equipo y nuevas técnicas diagnósticas que permitan descentralizar la capacidad diagnóstica.

Debido a que se piensa que la próxima pandemia podría surgir de la mutación de un virus aviar, la Secretaría de Salud trabaja en coordinación con las autoridades de la Secretaría de Agricultura, Ganadería, Desarrollo Rural, Pesca y Alimentación (SAGARPA), la cual realiza acciones intensivas y permanentes de detección y control de la influenza aviar en todo el país. La SAGARPA también lleva a cabo acciones de detección, caracterización de agentes y eliminación. Asimismo, cuenta con una campaña permanente de vacunación de aves para el control y la eliminación de la enfermedad en México.

Atención médica por el Sector Salud de México

En una pandemia de influenza, se rebasa rápidamente la capacidad de respuesta de los servicios de salud por el número de enfermos que demandan atención. El

Plan contempla estrategias para expandir la capacidad de las instituciones de atención médica, tales como el uso de áreas que habitualmente no son empleadas en esta atención (estacionamientos, áreas verdes, aulas), alta de pacientes que pueden ser atendidos en sus domicilios, suspensión de toda actividad no indispensable (cirugía electiva, procedimientos menores, etc.), entre otras. Estas modalidades innovadoras de "reconversión hospitalaria" se han desarrollado con la participación de expertos de la atención hospitalaria de nivel federal y estatal.

Asimismo, se ha propuesto la aplicación de un esquema de *triage* para distribuir de manera racional a los pacientes entre las distintas unidades de atención de manera que ésta se proporcione de acuerdo con el nivel de gravedad.

En caso de contar con una vacuna efectiva contra el virus asociado a una pandemia, se tiene contemplada una estrategia de distribución y aplicación de vacunas para la población.

México ha incorporado la vacunación contra influenza estacional en el esquema nacional de vacunación desde 2004. Esta vacuna se aplica en los meses de octubre a diciembre a niños de 6 a 23 meses y a personas mayores de 65 años, además de otros grupos de edad con padecimientos crónico-degenerativos que los ponen en riesgo de complicaciones en caso de contraer la enfermedad. Se ha considerado, asimismo, el incremento progresivo de la cobertura de vacunación antiinfluenza, lo que, además de proteger a la población contra la influenza estacional, disminuirá el riesgo de que al mismo tiempo se encuentren el virus aviar y el virus humano en un individuo, y éste sirva como un *laboratorio natural* de intercambio genético que pudiera originar un nuevo virus, con la patogenicidad actual del virus de las aves y la capacidad de contagio entre humanos del virus humano, lo cual iniciaría una nueva pandemia. Dentro del ámbito de atención médica, es necesario reforzar la capacitación al personal de salud en cuanto a medidas de bioseguridad. El personal que labora en unidades de atención es fundamental para la instrumentación de la respuesta y su protección resulta indispensable para evitar la exposición del recurso humano a riesgos innecesarios ante la presencia de influenza pandémica. La SEDENA y la SEMAR han realizado seminarios y cursos con la finalidad de preparar a los efectivos militares y navales en presencia de agentes biológicos implicados con la seguridad nacional.

Finalmente, se ha conformado un grupo de expertos nacionales de los Institutos Nacionales de Salud que están desarrollando, con base en la evidencia científica publicada y la experiencia clínica de nuestro país, guías de manejo y tratamiento de pacientes adultos y niños, en caso de una pandemia de influenza.

Difusión y movilización social en México

Las acciones de difusión y movilización social pretenden desarrollar mensajes y materiales para informar a la población en general sobre los riesgos que presenta una pandemia de influenza, y en el caso de que ésta se presente, de las acciones que pueden llevar a cabo para protegerse o para solicitar ayuda de parte de las autoridades sanitarias.

Para ello, se utiliza la estrategia de *vocero único,* que ha resultado útil en México en casos de emergencias de salud pública, al permitir la emisión de mensajes unificados a la población.

Esta estrategia se ha puesto en práctica en el nivel estatal, en donde se cuenta ya con voceros únicos estatales que transmiten a sus poblaciones el mismo mensaje.

En este contexto, la estrategia de información a la población se desarrolla atendiendo a los principios de la promoción de la salud.

Una vertiente de esta línea de acción incluye el desarrollo de materiales para capacitación al personal de salud, así como a otro tipo de personal estratégico en la respuesta a una pandemia de influenza, incluido el personal de aduanas, migración, seguridad pública, industria turística y protección civil, entre otros.

La estrategia de comunicación incluye material impreso previamente elaborado para su utilización en el momento en que se requiere, campaña de medios por fase de riesgo e información actualizada constantemente en la página electrónica de la Secretaría de Salud (www.salud.gob.mx).

Existe una reserva estratégica de vacunas y medicamentos en México

La correcta operación de la respuesta ante una pandemia de influenza ha requerido que las instancias de salud dispongan de los elementos e insumos necesarios para actuar de manera inmediata.

Para ello, se destinaron recursos específicos que permitieron la adquisición de una reserva de antivirales (oseltamivir y zanamivir), antibióticos de amplio espectro para el manejo de complicaciones, equipo de laboratorio, equipo para la protección del personal de salud y equipo de telecomunicaciones, además de otros insumos necesarios para la instrumentación de la respuesta.

El objetivo de la reserva es contar con los recursos para actuar de manera oportuna en donde se necesite; con la finalidad de contener el avance de la pandemia en el territorio nacional, se pretende que la reserva sirva de apoyo a la respuesta de los gobiernos de las entidades federativas y municipales, los cuales deberán también buscar el desarrollo de sus propias reservas.

La capacidad de producción de oseltamivir y zanamivir en el mundo es limitada; de ahí la importancia de hacer una reserva de dichos medicamentos para contar con ellos en el momento de la emergencia. Además, es de esperarse que el incremento en la demanda de ciertos productos condicione un alza desmedida de precios, por lo que se refuerza la relevancia de contar de manera anticipada con dicha reserva.

La oportunidad con la que se decidió que México efectuara la adquisición de una reserva de antivirales le permitió ser uno de los primeros países en el ámbito mundial en hacerlo y evitar así el retraso actual en la entrega del producto por las limitaciones de las farmacéuticas para enfrentar la gran demanda mundial.

Cabe aclarar que México dispone actualmente de una reserva estratégica resguardada por el Ejército Mexicano; esto no significa simplemente que tiene almacenados los insumos necesarios en algún sitio secreto del Campo Militar Nº 1, sino que además la SEDENA asegura que todo lo almacenado esté en buenas condiciones y considera, en coordinación con la SSA, el recambio oportuno de insumos con caducidad.

El Sector Salud cuenta con todos los elementos necesarios para la distribución efectiva y eficiente de los insumos a los lugares en que se necesite durante una emergencia. De ser necesario, se encuentran en reserva, a través del Plan DN-III, los efectivos del Ejército Mexicano, la Fuerza Área Mexicanos y la Armada de México, con amplia experiencia en este tipo de operaciones.

Finalmente, cabe señalar que la reserva se ha concebido como un proceso de planeación, adquisición y abasto continuo que permite hacer frente a cualquier contingencia o necesidades de la población y en materia de emergencias de salud pública.

ACCIONES Y RECOMENDACIONES TOMADAS EN MÉXICO PARA CONTROLAR LA PANDEMIA DE INFLUENZA HUMANA EN 2009

En México, desde antes de marzo de 2009, el Programa de Vigilancia Epidemiológica detectó la propagación de una infección que hasta el día 26 de abril de 2009 se hizo pública, habiéndose registrado 103 muertes oficiales entre aproximadamente 1 600 casos sospechosos de influenza en la ciudad de México, así como 10 muertes en el estado de San Luis Potosí. También se detectaron aproximadamente 20 pacientes sin mortalidad en los estados de Kansas, Texas y California, así como 75 en el estado de Nueva York, dentro del territorio de EUA; para el 27 de abril, Nueva York había confirmado 20 casos más. Canadá también había reportado un caso confirmado de la nueva cepa mutante, el cual tuvo una satisfactoria recuperación, y fue quien notificó inicialmente el brote de influenza a México, alertando sobre la sospecha de la aparición de un nuevo virus de influenza. España, Israel y Nueva Zelanda se encontraban estudiando algunos casos de personas con síntomas similares a los que son provocados por este virus y que se tratarían de personas que han viajado recientemente a México.

La preocupación de las autoridades aumentó cuando se detectó que de forma no usual existía mayor índice de mortalidad en personas en edad de máxima productividad (entre 20 y 50 años de edad), algo ya visto en otras variantes pasadas, debido a que la gravedad se debe a que los organismos sanos y fuertes tienden a utilizar las defensas naturales del cuerpo, las cuales pueden desencadenar una reacción en contra del mismo paciente conocida como "tormenta de citocinas", fenómeno al cual se le atribuye la alta mortalidad de la pandemia de influenza de 1918.

Después de que el día 26 de abril de 2009 se suspendieran las clases en sólo algunos estados de la República Mexicana, el siguiente día la Secretaría de Salud declaró que se cerrarían todas las escuelas públicas y privadas de todos los niveles (básica, media y superior) de todo el país hasta el día 6 de mayo de 2009, como medida para prevenir el crecimiento en el número de infectados.

Recomendaciones para evitar el contagio de influenza

Una de las medidas tomadas fue la creación de recomendaciones elaboradas por la Secretaría de Salud del Gobierno de México para evitar una epidemia:

1. Mantenerse alejados de las personas que tengan infección respiratoria.
2. No saludar de beso ni de mano.
3. No compartir alimentos, vasos o cubiertos.
4. Ventilar y permitir la entrada de sol en la casa, las oficinas y en todos los lugares cerrados.
5. Mantener limpias las cubiertas de cocina y baño, manijas y barandales, así como juguetes, teléfonos u objetos de uso común.
6. En caso de presentar un cuadro de fiebre alta de manera repentina, o presentar tos, dolor de cabeza, dolor muscular y de articulaciones, se deberá acudir de inmediato al médico o a una unidad de salud.
7. Abrigarse y evitar cambios bruscos de temperatura.
8. Comer frutas y verduras ricas en vitaminas A y C (zanahoria, papaya, guayaba, naranja, mandarina, lima, limón y piña).
9. Consumir suplementos alimenticios de vitamina C y vitamina D
10. Lavarse las manos frecuentemente con agua y jabón.
11. En oficinas, *call centers* y cibercafés, limpiar teclados y ratones con alcohol para desinfectar y evitar una posible propagación del virus.
12. Desinfectar cerraduras de puertas y pasamanos de lugares públicos con hipoclorito de sodio.
13. Evitar exposición a contaminantes ambientales.
14. No fumar en lugares cerrados ni cerca de niños, ancianos o enfermos.
15. Acudir inmediatamente al médico si se presentan los síntomas.

10

Recomendaciones de los CDC para prevenir la influenza

INTRODUCCIÓN

Los Centros para el Control y la Prevención de Enfermedades (CDC)[28] de EUA definen a la influenza (o gripe, también conocida como *flu* en inglés) como una enfermedad respiratoria contagiosa causada por los virus de la influenza. En su sitio web[29] ofrece información al público sobre los síntomas comunes de la influenza, cómo protegerse y cómo proteger a quienes lo rodean para que no les dé influenza, y qué hacer si presentan síntomas similares a los de esta enfermedad. Los CDC informan que en EUA entre 5 y 20% de la población contrae la influenza anualmente, más de 200 000 personas son hospitalizadas por complicaciones de la influenza y unas 36 000 personas mueren a causa de esta enfermedad.

Algunas personas, entre ellas las de edad avanzada, los niños pequeños y los que padecen ciertas afecciones (como asma, diabetes o enfermedades cardiacas) tienen un riesgo alto de sufrir complicaciones serias a causa de la influenza.

28. Centros para el Control y la Prevención de Enfermedades, 1600 Clifton Road, Atlanta, GA 30333, EUA. Conmutador: (404) 639-3311. Preguntas del público: (404) 639-3534 / (800) 311-3435.

29. http://www.cdc.gov/flu/espanol/.

Síntomas de la influenza (gripe)

La influenza generalmente se presenta de manera súbita y puede incluir los síntomas siguientes:

1. Fiebre (por lo general alta).
2. Dolor de cabeza.
3. Cansancio (puede llegar a ser extremo).
4. Tos.
5. Dolor de garganta.
6. Moqueo o congestión nasal.
7. Dolores musculares.
8. Diarrea y vómito (más frecuente en los niños que en los adultos).

Estos síntomas no siempre indican que se tiene influenza. Hay muchas otras enfermedades, entre ellas el resfriado común, que pueden tener síntomas similares.

Diagnóstico de influenza

Es muy difícil distinguir la influenza de otras infecciones solamente con base en los síntomas. Probablemente sea necesario que lo vea un médico para determinar si tiene influenza o una complicación de esta enfermedad. Existen pruebas que pueden determinar si usted tiene influenza, siempre y cuando se realicen dentro de los primeros dos o tres días después de contraer la enfermedad.

Si tiene los síntomas de la influenza y le preocupa que tenga la enfermedad, especialmente si tiene un riesgo alto de sufrir complicaciones a causa de la influenza, debe consultar a su médico.

Riesgos de la influenza

En algunas personas la influenza puede causar complicaciones graves, tales como neumonía bacteriana, deshidratación y agravamiento de afecciones crónicas, como insuficiencia cardiaca congestiva, asma o diabetes. Tanto los niños como los adultos pueden presentar sinusitis e infecciones del oído.

Diferentes reacciones a la influenza

La influenza es una enfermedad que puede variar de leve a grave e incluso provocar la muerte en ciertos casos. Si bien la mayoría de las personas en buen estado de salud se recuperan de la influenza sin complicaciones, algunas, como las de edad avanzada, los niños pequeños y quienes padecen de ciertas afecciones (como asma, diabetes o enfermedades cardiacas) tienen un mayor riesgo de sufrir complicaciones graves a causa de la influenza.

Propagación de la influenza

Por lo general la influenza se propaga de persona a persona a través de secreciones pequeñas de las vía respiratorias que se expulsan cuando alguien infectado tose o estornuda. Algunas veces las personas pueden infectarse al tocar algo que tiene el virus de la influenza y luego tocarse la boca, la nariz o los ojos.

Los adultos sanos pueden infectar a otras personas desde un día antes de que se presenten los síntomas hasta cinco días después de contraer la enfermedad. Esto significa que usted puede transmitir la influenza a otra persona no sólo cuando está enfermo, sino desde antes de saber que lo está.

La mejor protección contra la influenza: la vacunación

La mejor manera de protegerse y proteger a los demás contra la influenza es vacunándose todos los años. Hay dos tipos de vacuna contra la influenza disponibles en EUA:

- La vacuna contra la influenza inyectable: vacuna inactivada (elaborada con virus muertos) que se administra mediante una inyección, generalmente en el brazo. Este tipo de vacuna está aprobado para su uso en personas de más de seis meses de edad, tanto sanas como aquellas que tienen afecciones médicas crónicas (como asma, diabetes o enfermedades cardiacas).
- La vacuna contra la influenza de aplicación mediante atomizador nasal: elaborada con virus vivos debilitados que no causan la influenza (algunas veces denominada vacuna viva atenuada o LAIV, por sus siglas en inglés). El uso de la LAIV (FluMist®) está aprobado para personas sanas de 2 a 49 años de edad, pero no para las mujeres embarazadas.

DEFINICIONES

Definiciones de enfermedad respiratoria

1. **Enfermedad respiratoria aguda.** Aparición reciente de al menos dos de los siguientes síntomas:

- Rinorrea o congestión nasal.
- Dolor de garganta.
- Tos.
- Fiebre o calentura (febrícula).

2. **Enfermedad similar a la influenza:** fiebre > 37.8 °C (100 °F) además de tos o dolor de garganta

Definiciones de caso de infección por el virus de la influenza humana tipo A (H1N1)

1. Un caso confirmado de infección por el virus de la influenza humana tipo A (H1N1) se define como una persona con enfermedad respiratoria aguda y una infección por el virus de la influenza humana tipo A (H1N1) confirmada por un laboratorio de los CDC a través de una o más de las pruebas siguientes:
   - Método RT-PCR en tiempo real.
   - Cultivo viral.
   - Cuadruplicación de anticuerpos neutralizadores específicos del virus de la influenza humana tipo A (H1N1).
2. Un caso probable de infección por el virus de la influenza humana tipo A (H1N1) se define como una persona con una enfermedad respiratoria aguda que tuvo un resultado positivo a un análisis del virus de la influenza tipo A, pero resultados negativos a pruebas de detección de los virus H1 y H3.
3. Un presunto caso de infección por el virus de la influenza tipo A (H1N1) se define como:
   - Una persona con una enfermedad respiratoria aguda que fue un contacto cercano de un caso confirmado de infección por el virus de la influenza humana tipo A (H1N1) mientras el caso presentaba la enfermedad.
   - Una persona con una enfermedad respiratoria aguda que ha tenido contacto reciente con un animal con una infección presunta o confirmada por el virus de la influenza humana tipo A (H1N1).
   - Una persona con una enfermedad respiratoria aguda que viajó a un área en donde se han presentado casos confirmados de influenza humana tipo A (H1N1) dentro de los siete días de la aparición de la enfermedad.

Periodo infeccioso para casos confirmados: desde un día antes de la aparición de la enfermedad hasta siete días después de la aparición de la enfermedad

MEDIDAS PARA MANTENERSE SALUDABLE

1. Manténgase informado.
2. Se cree que la influenza se propaga principalmente de persona a persona cuando las personas infectadas tosen o estornudan.
3. Tome medidas diarias para mantenerse saludable.
   - Cúbrase la boca y la nariz con un pañuelo desechable al toser o estornudar. Bote el pañuelo a la basura después de usarlo.
   - Lávese las manos a menudo con agua y jabón, especialmente después de toser o estornudar. Los desinfectantes para manos a base de alcohol también son eficaces.
   - Trate de no tocarse los ojos, la nariz ni la boca. Ésta es la manera como se propagan los gérmenes.
   - Quédese en casa si se siente enfermo. Los CDC recomiendan que se quede en casa, que no vaya al trabajo o a la escuela y que limite el contacto con otras personas para evitar infectarlas.
4. Siga las recomendaciones de salud pública sobre los cierres de escuelas, evitar multitudes y adoptar otras medidas de distanciamiento social.
5. Como medida de precaución elabore un plan de emergencia para su familia. Este plan debe incluir almacenamiento de alimentos, medicinas, mascarillas, desinfectantes a base de alcohol y otros artículos esenciales.

Los síntomas de la gripe H1N1 en las personas son similares a los síntomas de la influenza estacional común; pueden incluir los siguientes:

1. Fiebre (mayor que 100 °F o 37.8 °C).
2. Dolor de garganta.
3. Tos.
4. Congestión nasal.
5. Escalofríos.
6. Fiebre y dolores musculares.
7. Fatiga.

Algunas personas han reportado diarrea y vómito asociados a la influenza H1N1. Se han reportado enfermedades graves (neumonía e insuficiencia respiratoria) y muertes en casos de influenza humana en las personas. Como ocurre con la influenza estacional, la influenza humana puede agravar las afecciones crónicas subyacentes.

Para prevenir la propagación de la influenza humana

- Evite el contacto con personas enfermas.

- Cuando tosa o estornude, cúbrase la nariz y la boca con un pañuelo desechable o con la manga de su camisa (si no tiene un pañuelo desechable). Tire a la basura los pañuelos usados.
- Después de toser o estornudar, lávese las manos con agua y jabón, o use un desinfectante para manos a base de alcohol.

Si usted cree que tiene influenza, evite, tanto como sea posible, el contacto cercano con otras personas. Quédese en casa o en la habitación de su hotel. Busque atención médica si está enfermo de gravedad (por ejemplo, si tiene problemas para respirar). Hay medicamentos antivirales para la prevención y el tratamiento de la influenza porcina que su médico le puede recetar. No vaya al trabajo o la escuela ni viaje mientras esté enfermo.

Médicos

Los médicos deben considerar la posibilidad de que tengan una infección por el virus de la influenza humana los pacientes que exhiban una enfermedad respiratoria febril y que:

1. Vivan en zonas endémicas.
2. Hayan viajado a zonas endémicas.
3. Hayan estado en contacto con personas enfermas de estas áreas en los siete días anteriores a que se les manifestaran los síntomas.

Si se sospecha que es una infección de influenza humana, los médicos deben tomar muestras de secreciones del aparato respiratorio para hacer pruebas de detección de la influenza y guardarlas en un refrigerador (no en el congelador). Una vez que se tome la muestra, el médico debe contactar al departamento de salud estatal o local para agilizar el transporte y facilitar un diagnóstico oportuno en un laboratorio estatal de salud pública.

Laboratorios estatales de salud pública

Los laboratorios deben enviar tan pronto sea posible todos las muestras de virus de la influenza tipo A cuyo subtipo no se pueda identificar a la Subdivisión de Vigilancia y Diagnóstico de Virus (*Viral Surveillance and Diagnostic Branch*), de la División de Influenza de los CDC, para que realicen más pruebas diagnósticas.

Funcionarios de salud pública y salud animal

Los funcionarios deben realizar una investigación exhaustiva de los casos y de quienes tuvieron contacto con las personas enfermas para determinar el origen del virus de la influenza porcina, la magnitud de la enfermedad en la comunidad y la necesidad de tomar medidas de control apropiadas.

CUIDADOS DE UNA PERSONA ENFERMA EN EL HOGAR

La infección por el virus de la influenza humana tipo A (gripe porcina) puede causar una amplia variedad de síntomas como fiebre, tos, dolor de garganta, dolor de cuerpo, dolor de cabeza, escalofríos y fatiga. Algunas personas han reportado diarrea y vómito asociados a la influenza. Al igual que ocurre con la influenza estacional, la intensidad de la influenza porcina en los seres humanos puede ser de leve a grave. La influenza puede hacer que una persona enferme gravemente de neumonía o insuficiencia respiratoria e incluso que muera. Algunos grupos de personas, como las que tienen afecciones crónicas, pueden ser más vulnerables a enfermarse gravemente por una infección de influenza. A veces pueden producirse infecciones bacterianas al mismo tiempo o después de una infección por los virus de la influenza y dar origen a neumonías, infecciones de oído o sinusitis.

La información que se presenta a continuación puede ser útil para mantener medidas de seguridad al cuidar en el hogar a una persona enferma durante una pandemia de influenza.

Cómo se propaga la influenza

Se cree que la forma principal de transmisión de los virus de la influenza es de persona a persona, a través de las gotitas respiratorias que se expulsan al toser o estornudar. Esto puede suceder cuando las gotitas provenientes de la tos y los estornudos de una persona infectada se desplazan por el aire y se introducen en la boca o la nariz de las personas cercanas. Los virus de la influenza también pueden transmitirse cuando una persona toca las gotitas respiratorias presentes en otra persona o en un objeto y luego se toca la boca o la nariz (o toca la boca o la nariz de alguien más) antes de lavarse las manos.

Las personas con influenza humana que reciben cuidados en su casa deben:

1. Consultar con su médico si requieren de algún cuidado especial en caso de embarazo o si tienen afecciones como diabetes, enfermedades cardiacas, asma o enfisema.
2. Verificar con su proveedor de atención médica si necesitan tomar medicamentos antivirales.
3. Permanecer en casa durante siete días después de que comenzó la enfermedad o de que la fiebre haya desaparecido.

4. Descansar mucho.
5. Tomar muchos líquidos (como agua, caldos, bebidas deportivas y bebidas con electrólitos para bebés) para evitar la deshidratación.
6. Cubrirse la boca cuando tosan y estornuden; lavarse con frecuencia las manos con agua y jabón o con una loción a base de alcohol, especialmente después de utilizar los pañuelos desechables y de toser o estornudar en las manos.
7. Evitar el contacto cercano con los demás, no ir al trabajo o la escuela si está enfermo.
8. Mantenerse atentas a los signos de advertencia que pueden indicar que necesita buscar atención médica de emergencia.

Medidas para disminuir la transmisión de la influenza en la casa

Cuando cuide de un familiar que esté enfermo de influenza en el hogar, las principales medidas de protección para usted y las demás personas que no están enfermas son:

1. Mantener a la persona enferma alejada de los otros lo más posible.
2. Recordar a la persona enferma que se cubra la boca cuando tose y que se lave a menudo las manos con agua y jabón o con una loción para manos a base de alcohol, especialmente después de toser o estornudar.
3. Hacer que todos los miembros del hogar se laven a menudo las manos con agua y jabón o frotándose con una loción para manos a base de alcohol.
4. Preguntar a su proveedor de atención médica si las personas que viven con una persona enferma, particularmente las que tengan afecciones crónicas, deben tomar medicamentos antivirales como oseltamivir (Tamiflu®) o zanamivir (Relenza®) para prevenir contraer la influenza.

Dónde debe permanecer una persona enferma en la casa

1. Mantenga a la persona enferma en una habitación separada de las áreas comunes de la casa (por ejemplo, una habitación aparte que tenga su propio baño, si es posible). Mantenga cerrada la habitación del enfermo.
2. A menos que tenga que ir al médico, una persona con influenza no debe salir de la casa cuando tenga fiebre o durante la etapa en que suele ser más contagiosa (siete días después de que aparecen los síntomas en los adultos, y diez días después de que aparecen los síntomas en los niños).
3. Si las personas con influenza necesitan salir de la casa (por ejemplo, para ir al médico) deben cubrirse la boca y la nariz cuando tosan o estornuden y usar mascarillas holgadas (quirúrgicas) si es posible.

4. Haga que la persona use una mascarilla quirúrgica si tiene que estar en áreas comunes de la casa o cerca de otras personas.
5. De ser posible, la persona enferma debe usar un baño aparte. Este baño se debe limpiar todos los días con un desinfectante casero.

Protección de otras personas en el hogar

1. Una persona enferma no debe recibir visitas, a menos que sean las personas que cuidan de ella. Una llamada telefónica tiene menos riesgos que una visita.
2. Procure que un solo adulto de la casa sea el que cuide de la persona enferma.
3. Evite que una mujer embarazada sea la que cuide del enfermo (las mujeres embarazadas enfrentan un riesgo más elevado de complicaciones por la influenza y, debido a su estado, pueden tener un sistema inmunitario debilitado).
4. Todas las personas de la casa deben lavarse con frecuencia las manos con agua y jabón o con una loción para manos a base de alcohol, y también después de cada contacto con una persona enferma, con su habitación o con su baño.
5. Use toallas de papel para secarse las manos o asigne una toalla de tela para cada miembro de la familia. Por ejemplo, cada persona puede tener una toalla de un color distinto.
6. De ser posible, tenga una buena ventilación en las áreas comunes de la casa (p. ej., mantener abiertas las ventanas de los baños y la cocina, etc.).
7. Se pueden usar medicamentos antivirales para prevenir la influenza, pero consulte con su proveedor de atención médica a fin de determinar si algunos miembros del hogar deben tomar estos medicamentos.

Si usted cuida de una persona enferma

1. Evite colocarse directamente enfrente de la persona enferma (cara a cara).
2. Cuando cargue a un niño pequeño enfermo, haga que la barbilla del niño quede mirando hacia el hombro de usted, para evitar que le tosa directamente en la cara.
3. Lávese las manos con agua y jabón o con una loción para manos a base de alcohol después de tocar a una persona enferma o de manipular sus pañuelos usados o su ropa.
4. Las personas que cuidan de una persona con influenza pueden contagiarse y a su vez propagar la enfermedad a los demás antes de que les aparezcan los síntomas. Por eso es importante que una persona que cuida de un enfermo utilice una mascarilla o tapabocas cuando salga de su casa para evitar transmitir la influenza en caso de que esté recién infectada.

5. Pregúntele a su proveedor de cuidados médicos si la persona que cuida de un enfermo de influenza debe tomar medicamentos antivirales, para que no le contagie la enfermedad.
6. Manténgase atento a los síntomas de influenza que puedan presentar usted o los miembros de su familia y, en caso de que se produzcan, comuníquese con la línea de atención telefónica o su proveedor de atención médica.

RESPIRADORES Y MASCARILLAS PARA PREVENIR LA INFECCIÓN POR EL VIRUS DE LA INFLUENZA

El riesgo de infección en áreas donde se han presentado casos confirmados en seres humanos de infección por el virus de la influenza humana tipo A (H1N1) puede disminuirse mediante una combinación de medidas simples. No hay una sola medida que se pueda tomar para prevenir completamente la infección, pero al combinar los siguientes pasos se puede reducir la probabilidad de transmisión. Estas medidas incluyen el lavado frecuente de las manos, cubrirse la boca al toser y hacer que las personas enfermas se queden en casa, excepto para obtener atención médica, así como la disminución del contacto con otras personas de la casa. Otras medidas que pueden limitar la transmisión de una nueva cepa de influenza son la cuarentena voluntaria en el hogar de las personas con casos probables o confirmados de influenza porcina, la disminución del contacto social innecesario y evitar en lo posible frecuentar entornos donde haya muchas personas.

Cuando sea absolutamente necesario ingresar a entornos en donde haya muchas personas o tener contacto cercano con personas que puedan estar enfermas, el tiempo que se permanece en dichos entornos deberá ser lo más corto posible. Si se usan correctamente, las mascarillas y los respiradores pueden ayudar a prevenir algunas exposiciones, pero se deben utilizar junto con otras medidas de prevención, como evitar el contacto cercano y mantener una buena higiene de las manos. Cuando no se pueda evitar el contacto con otros ni frecuentar los entornos llenos de personas, se debe considerar de la siguiente manera el uso de mascarillas o respiradores en las áreas donde se haya confirmado la transmisión de la influenza humana tipo A (H1N1):

1. Cuando sea posible, en vez de depender de las mascarillas o respiradores, se debe evitar el contacto cercano con personas que puedan estar enfermas y frecuentar entornos llenos de gente.
2. Las personas que frecuenten entornos llenos de gente deben considerar el uso de mascarillas tanto para cubrirse la nariz y la boca de secreciones de la tos de otras personas como también para disminuir la posibilidad de que

tosan encima de otras personas; el tiempo que se pasa en entornos llenos de gente debe ser lo más corto posible.

3. Las personas que no puedan evitar el contacto cercano con personas infectadas deben considerar usar respiradores. Esto incluye a las personas encargadas del cuidado de personas enfermas en la casa (por ejemplo, de un familiar con una infección respiratoria).

Estas recomendaciones provisionales se revisarán a medida que se cuente con nueva información sobre el uso de mascarillas y respiradores en las circunstancias actuales.

1. A menos que se indique lo contrario, el término "mascarilla" se utiliza para referirse a las mascarillas desechables aprobadas por la Administración de Drogas y Alimentos de EUA (FDA) para uso en entornos médicos. Esto incluye las mascarillas quirúrgicas, dentales, de procedimientos médicos, de aislamiento o máscaras para protección láser. Las mascarillas mencionadas tienen varios diseños. Un tipo de mascarilla se ajusta en la cara mediante dos tiras, se adapta a la cara con la ayuda de un ajuste flexible para el área de la nariz y puede ser plisada o plana, o con forma de pico plano. Otro tipo viene con una curva premoldeada, se adhiere a la cara con una banda elástica y se ajusta de manera flexible al tabique de la nariz. Hay un tercer tipo de mascarillas que son planas o plisadas y se ajustan a la cara con dos tiras que se enganchan en las orejas. Las mascarillas aprobadas por la FDA para el uso en entornos médicos tienen niveles de protección específicos para prevenir la penetración de sangre o líquidos corporales.
2. A menos que se indique lo contrario, un "respirador" se refiere a un máscara respiratoria N95 o de filtración más elevada aprobada por el Instituto Nacional para la Seguridad y Salud Ocupacional (NIOSH) de EUA.
3. El término "tres pies" (un metro) ha sido utilizado con frecuencia por los profesionales en el control de infecciones para definir el contacto cercano, y está basado en estudios de infecciones respiratorias; sin embargo, por razones prácticas, la distancia puede variar hasta seis pies (dos metros). La Organización Mundial de la Salud utiliza el término "aproximadamente 1 metro" y el Instituto Nacional para la Seguridad y Salud Ocupacional (NIOSH) de EUA usa "a seis pies o menos". Por motivos de uniformidad con respecto a estas estimaciones, en este documento se define el contacto cercano como una distancia de hasta seis pies (dos metros).

Utilización de mascarillas o respiradores

1. Evite en lo posible el contacto cercano (menos de seis pies o dos metros) con la persona enferma.

2. Si debe estar en contacto cercano con la persona enferma (por ejemplo, cargar a un bebé enfermo), intente que este contacto dure el menor tiempo posible y procure utilizar una mascarilla (p. ej., una mascarilla quirúrgica) o un respirador N95 desechable.
3. Un respirador N95 que se ajusta bien envolviendo la cara puede evitar que se filtren las partículas pequeñas que se suelen inhalar a través de los bordes de una mascarilla, pero, a diferencia de las mascarillas, la respiración con el N95 se hace más difícil durante periodos largos.
4. Las mascarillas y los respiradores se pueden comprar en las farmacias, tiendas de artículos para la construcción o ferreterías.
5. Utilice un respirador N95 cuando la persona enferma que usted cuida requiera de tratamientos respiratorios con un nebulizador o inhalador, siguiendo las indicaciones del médico. Los tratamientos respiratorios se deben administrar en una habitación aparte de las áreas comunes de la casa, siempre que sea posible.
6. Las mascarillas o los respiradores N95 usados deben quitarse de la cara y tirarse inmediatamente en la basura para que nadie más los toque.
7. En lo posible, evite reutilizar mascarillas o respiradores N95 desechables. Para reutilizar una mascarilla no desechable, primero debe lavarla con detergente normal para ropa y tenderla a secar o colocarla en la secadora.
8. Después de quitarse la mascarilla o el respirador N95, lávese las manos con agua y jabón o con un desinfectante a base de alcohol.

Limpieza de la casa, lavado de ropa y manejo de la basura

1. Tire a la basura los pañuelos y todos los artículos desechables que haya utilizado la persona enferma. Lávese las manos después de tocar los pañuelos usados o los productos similares para desechar.
2. Mantenga limpias las superficies (especialmente mesas de noche, superficies de los baños y juguetes de los niños) pasándoles un trapo con un desinfectante casero de acuerdo con las instrucciones de la etiqueta del producto.
3. La ropa de cama, los utensilios y los platos para comer que ha utilizado una persona enferma no necesitan lavarse por separado, pero es importante que nadie más use estos artículos si no se lavan primero.
4. Lave la ropa de cama y otras prendas (toallas) con detergente para lavar ropa y déjela secar o colóquela en la secadora. Cuando lleve la ropa a lavar, evite ponerla encima de su cuerpo para no contaminarse. Después de tocar la ropa sucia para lavar, lávese las manos con agua y jabón o con una loción para manos a base de alcohol.
5. Los utensilios para comer deben lavarse ya sea en la lavadora de platos o a mano con agua y jabón.

MEDICAMENTOS QUE ALIVIAN LOS SÍNTOMAS DE LA INFLUENZA

Los medicamentos antivirales a veces pueden aliviar los síntomas de la influenza, pero requieren de receta médica. La mayoría de las personas no necesitan estos medicamentos para recuperarse completamente de la influenza. Sin embargo, se pueden beneficiar de los medicamentos virales aquellas que tienen riesgos más elevados de sufrir complicaciones de la influenza o que necesitan ser hospitalizadas por la gravedad de la influenza. Los medicamentos antivirales se pueden administrar a personas de un año de edad en adelante. Pregúntele a su proveedor de atención médica si usted necesita tomar un medicamento antiviral.

Las infecciones por influenza pueden producir infecciones bacterianas o estar acompañadas de las mismas. Por lo tanto, algunas personas necesitarán tomar también antibióticos. Un posible indicativo de que una persona tiene una infección bacteriana es cuando la enfermedad es más grave o prolongada o parece mejorar pero luego empeora.

Si tiene alguna preocupación al respecto, consulte con su proveedor de atención médica.

La Aspirina® (ácido acetilsalicílico) en niños y adolescentes puede causarles una enfermedad rara pero grave llamada síndrome de Reye.

1. Revise los ingredientes en las etiquetas de los medicamentos contra el resfriado y la influenza que se venden sin receta médica para ver si contienen ácido acetilsalicílico.
2. Los adolescentes que tienen influenza pueden tomar medicamentos sin ácido acetilsalicílico, como acetaminofén (Tylenol®) e ibuprofeno (Advil®, Motrin®, Nuprin®), para aliviar los síntomas.
3. Los niños menores de dos años de edad no deben tomar medicamentos para el resfriado que se venden sin receta médica sin que se consulte primero con un proveedor de atención médica.
4. La forma más segura de aliviar los síntomas de la influenza en los niños menores de dos años de edad es mediante humidificadores de vapor y peras succionadoras para limpiar el moco.
5. Los síntomas de fiebre y dolor se pueden aliviar con acetaminofén (Tylenol®) o ibuprofeno (Advil®, Motrin®, Nuprin®) o medicamentos antiinflamatorios no esteroideos (AINEs o NSAIDs, por sus siglas en inglés). Entre estos tipos de medicamentos se encuentran: acetaminofén (Tylenol®), ibuprofeno (Advil®, Motrin®, Nuprin®) y naproxeno (Aleve®).
6. Los medicamentos para el resfriado y la influenza que no requieren de receta médica y se utilizan según las indicaciones del envase pueden ayudar

a aliviar síntomas como la tos y la congestión. Es importante destacar que estos medicamentos no reducirán el nivel de infección de una persona.

7. Revise los ingredientes que vienen en la etiqueta del envase para ver si el medicamento ya contiene acetaminofén o ibuprofeno antes de tomar una dosis adicional de estos medicamentos. ¡No duplique las dosis! Los pacientes con enfermedades renales o problemas estomacales deben consultar a su proveedor de atención médica antes de tomar cualquier medicamento antiinflamatorio no esteroideo (AINEs).

Tratamiento antiviral

Los CDC recomiendan el uso de oseltamivir o zanamivir para la prevención o el tratamiento de la infección por el virus de la influenza porcina.

1. Oseltamivir (nombre comercial: Tamiflu ®) está aprobado tanto para la prevención como para el tratamiento de la infección por los virus de la influenza tipo A y B en personas de un año de edad o más.
2. Zanamivir (nombre comercial: Relenza®) está aprobado para tratar la infección por los virus de la influenza tipo A y B en personas de siete años de edad o más y para prevenir la infección por estos virus en personas de cinco años de edad o más.

Las recomendaciones para el uso de medicamentos antivirales para el tratamiento o la prevención de la influenza porcina se actualizarán a medida que se vaya contando con más información sobre este nuevo virus.

Los médicos deben considerar la administración de medicamentos antivirales para el tratamiento de cualquier persona con influenza porcina presunta o confirmada.

Cuándo buscar atención médica de emergencia

Busque inmediatamente atención médica de emergencia si la persona enferma en su hogar:

1. Tiene dificultad para respirar o dolor de pecho.
2. Sus labios presentan una coloración morada o azulosa.
3. Está vomitando o no puede retener los líquidos que toma.
4. Presenta signos de deshidratación como mareo al estar de pie, no va a orinar o, si es un bebé, si llora pero no tiene lágrimas.

5. Tiene convulsiones (por ejemplo, movimientos incontrolados).
6. Está menos despierta de lo normal o manifiesta confusión.

VACUNA CONTRA LA INFLUENZA O GRIPE ESTACIONAL

La forma más eficaz de protegerse contra la influenza (o gripe, también conocida como *flu* en inglés) es vacunándose todos los años.

Cada vacuna contiene tres virus de la influenza: un virus A (H3N2), un virus A (H1N1) y un virus B. Los virus que se utilizan en la elaboración de la vacuna cambian todos los años con base en las actividades de vigilancia internacional y las estimaciones de los científicos sobre qué tipos y cepas de virus circularán en un año en particular.

Aproximadamente dos semanas después de la aplicación de la vacuna el organismo comienza a producir anticuerpos que lo protegen contra la infección por el virus de la influenza.

Cuándo se debe vacunar

La vacunación anual contra la influenza debe empezar en septiembre o tan pronto como esté disponible la vacuna, y debe continuar durante toda la temporada de influenza, en diciembre, enero y después. Esto se debe a que tanto la duración como la época en que comienza la temporada de influenza varían. Aunque se pueden presentar brotes de influenza tan temprano como en el mes de octubre, por lo general el periodo de mayor actividad de la influenza suele ser enero o más tarde.

Quiénes deben vacunarse

Por lo general, puede vacunarse cualquier persona que desee reducir sus posibilidades de contraer la influenza. Sin embargo, el Comité Asesor sobre Prácticas de Inmunización (ACIP, por sus siglas en inglés) recomienda que algunas personas, en particular se vacunen anualmente. Se trata de personas que tienen un riesgo alto de complicaciones graves a causa de la influenza o que viven con una persona que tenga un riesgo alto de sufrir complicaciones graves o que cuiden de ella. Durante las temporadas de influenza, en que la disponibilidad de vacunas es limitada o su distribución se ha retrasado, el ACIP hace recomendaciones en cuanto a los grupos que primero deben recibir la vacuna.

Las personas que deben vacunarse todos los años son:

1. Niños de seis meses hasta que cumplan los 19 años de edad.
2. Mujeres embarazadas.
3. Personas de 50 años de edad o más.
4. Personas de cualquier edad con ciertas enfermedades crónicas.
5. Personas que viven en asilos para ancianos y otras instituciones de cuidado prolongado.
6. Personas que viven con otras personas muy vulnerables a complicaciones de la influenza, o que cuiden de ellas, tales como:
   - Personal de atención médica.
   - Personas que tengan contacto en la casa con otras que tengan un alto riesgo de sufrir complicaciones por la influenza.
   - Personas que vivan con niños menores de seis meses de edad o que estén encargadas de su cuidado fuera de la casa (ya que estos niños están muy pequeños para ser vacunados).

Uso de la vacuna contra la influenza de aplicación mediante atomizador nasal

La vacuna contra la influenza de aplicación mediante atomizador nasal es siempre una opción para administrar a personas sanas de 2 a 49 años de edad que no estén embarazadas.

Quiénes no deben vacunarse

Hay personas que no deben vacunarse sin consultar antes a un médico; entre ellas se incluyen:

1. Personas con alergia grave a los huevos de gallina.
2. Aquellas que en el pasado han tenido una fuerte reacción a la vacuna contra la influenza.
3. Personas que en el pasado contrajeron el síndrome de Guillain-Barré (o GBS, por sus siglas en inglés) menos de seis semanas después de haber recibido la vacuna contra la influenza.
4. Niños menores de seis meses de edad (la vacuna contra la influenza no está aprobada para su uso en este grupo de edades).
5. Personas que tienen una enfermedad moderada o grave con fiebre (estas personas deben esperar hasta que se alivien los síntomas para vacunarse).

Eficacia de la vacuna

La capacidad de la vacuna contra la influenza para proteger a una persona depende de la edad y el estado de salud de esa persona, así como de la similitud o "correspondencia" de las cepas del virus que contiene la vacuna y las que están en circulación. Las pruebas han demostrado que tanto la vacuna contra la influenza inyectable como la vacuna de aplicación mediante atomizador nasal son eficaces para prevenir la influenza.

Efectos secundarios de la vacuna (lo que puede pasar)

Pueden presentarse diferentes efectos secundarios asociados a la vacuna contra la influenza inyectable y a la LAIV.

La vacuna contra la influenza inyectable contiene virus muertos (inactivados); por consiguiente, usted no puede contraer la influenza al aplicarse esta vacuna. Algunos efectos secundarios leves que podrían presentarse son:

1. Dolor generalizado en todo el cuerpo, piel enrojecida o hinchazón en el sitio donde se aplicó la vacuna.
2. Fiebre (ligera).
3. Dolores musculares.

De presentarse, estos problemas comienzan inmediatamente después de la aplicación de la vacuna y usualmente duran de uno a dos días. Prácticamente nadie que recibe la vacuna contra la influenza siente molestias graves a causa de la misma. Sin embargo, en raras ocasiones la vacuna contra la influenza puede causar problemas serios, como reacciones alérgicas graves.

Vacuna viva atenuada o LAIV (FluMist®): los virus que contiene la vacuna contra la influenza de aplicación mediante atomizador nasal son virus debilitados y no causan los síntomas graves frecuentemente asociados a esta enfermedad (en estudios clínicos, sólo en raras ocasiones se ha observado la transmisión de los virus de la vacuna entre personas en estrecho contacto).

En los niños, la LAIV puede producir lo siguientes efectos secundarios:

1. Secreción nasal (moqueo).
2. Respiración sibilante.
3. Dolor de cabeza.
4. Vómitos.
5. Dolores musculares.
6. Fiebre.

En los adultos, la LAIV puede producir lo siguientes efectos secundarios:

1. Secreción nasal (moqueo).

2. Dolor de cabeza.
3. Dolor de garganta.
4. Tos.

Peligro de la influenza para los niños

Para los niños, la influenza o gripe es más peligrosa que el resfriado común. La influenza representa una gran carga para la salud y el bienestar de los niños y sus familias.

1. Con frecuencia los niños necesitan recibir atención médica debido a la influenza, especialmente antes de cumplir los cinco años de edad.
2. Anualmente, un promedio de 20 000 niños menores de cinco años de edad son hospitalizados por complicaciones de la influenza.
3. Algunos niños mueren cada año debido a la influenza. Durante la temporada de influenza de 2007-2008 los CDC recibieron informes de que 86 niños murieron por complicaciones relacionadas con esta enfermedad.
4. Las complicaciones relacionadas con la influenza son más frecuentes en los niños menores de dos años de edad.
5. Los niños con afecciones crónicas como asma y diabetes tienen un riesgo particularmente alto de sufrir complicaciones graves debido a la influenza.

Recomendaciones para la vacunación

La vacunación es el mejor método para prevenir la influenza y sus posibles complicaciones graves en los niños.[30]

Los CDC también recomiendan que las personas que tengan contacto con ciertos grupos de niños se vacunen contra la influenza para protegerlos contra esta enfermedad.

Los CDC recomiendan que se vacunen contra la influenza las siguientes personas que tengan contacto con niños:

1. Los que estén en contacto con niños menores de cinco años de edad (que viven con ellos) deben recibir la vacuna contra la influenza.
2. Los que estén a cargo del cuidado fuera de la casa (como niñeras, personal de guarderías de niños, etc.) de niños menores de cinco años de edad deben recibir la vacuna contra la influenza.

---

30. Los CDC recomiendan que se vacune contra la influenza a todos los niños desde los 6 meses de edad hasta que cumplan los 19 años.

3. Los que viven o tienen contacto cercano con niños de cualquier edad que tienen afecciones crónicas (asma, diabetes, etc.) deben vacunarse contra la influenza.
4. Además, los CDC recomiendan que todo el personal de atención médica se vacune anualmente para evitar propagar la influenza entre sus pacientes.

Para obtener información sobre las recomendaciones para la vacunación de otras personas, ya sea porque tienen riesgo alto de sufrir complicaciones graves debido a la influenza o porque tienen contacto con personas de alto riesgo, consulte http://www.cdc.gov/flu/espanol/.

Niños con mayor riesgo

Ciertos grupos de niños tienen un riesgo elevado de sufrir complicaciones por la influenza; entre ellos se encuentran los siguientes:

1. Niños menores de seis meses de edad La vacuna contra la influenza no se ha aprobado para su administración a niños menores de seis meses de edad; sin embargo, el riesgo de las complicaciones por la influenza es más alto en este grupo de bebés pequeños que en cualquier otro grupo de niños. La mejor forma de proteger a los niños menores de seis meses es asegurarse de que los familiares que viven en la casa y las personas que los cuidan se vacunen.
2. Niños de seis meses de edad hasta que cumplan los cinco años Se calcula que en EUA más de 20 000 niños menores de cinco años de edad son hospitalizados anualmente debido a complicaciones de la influenza. Todos los niños en este grupo de edad, hasta los que son saludables, tienen riesgo sencillamente por tener esta edad. Además, los niños desde los dos hasta que cumplan los cinco años de edad tienen más posibilidades que otros niños de más edad de que los lleven al médico, a un centro de cuidados de urgencia o a la sala de emergencias debido a la influenza. Para su protección, todos los niños de seis meses de edad o más deben vacunarse anualmente contra la influenza. La vacunación de los niños pequeños, de sus familiares y otras personas encargadas de su cuidado puede también proteger a los niños contra la enfermedad.
3. Niños de seis meses de edad o más con afecciones crónicas, como:
   - Los que estén en contacto con niños menores de cinco años (que viven con ellos) deben recibir la vacuna contra la influenza.
   - Los que estén a cargo del cuidado fuera de la casa (como niñeras, personal de guarderías de niños, etc.) de niños menores de cinco años de edad deben recibir la vacuna contra la influenza.

- Los que viven o tienen contacto cercano con niños de cualquier edad que tienen afecciones crónicas (asma, diabetes, etc.) deben vacunarse contra la influenza.
- Además, los CDC recomiendan que todo el personal de atención médica se vacune anualmente para evitar propagar la influenza a sus pacientes.

Instrucciones especiales para los niños que reciben la vacuna contra la influenza por primera vez

Los niños de seis meses a nueve años de edad que vayan a recibir por primera vez la vacuna contra la influenza deberán recibir dos dosis de la vacuna el primer año en que se vacunen. Si es posible, la primera dosis debe administrarse en septiembre o tan pronto como esté disponible la vacuna. La segunda dosis debe administrarse a los 28 días o más después de la primera dosis. La primera dosis "prepara" el sistema inmunitario; la segunda dosis provee la inmunidad. Los niños que reciben sólo una dosis, pero que requieren dos, pueden tener menor protección o carecer de ella debido a que sólo se les administró una dosis única de la vacuna contra la influenza. Son necesarias dos dosis para proteger a estos niños. Si su niño requiere dos dosis, empiece el proceso de vacunación temprano, de tal manera que los niños estén protegidos antes de que el virus de la influenza empiece a circular en su comunidad. Asegúrese de que su hijo reciba la segunda dosis si la necesita. Por lo general, después de la aplicación de la segunda dosis el efecto protector toma unas dos semanas en empezar.

Debido a que los virus de la influenza son diferentes cada año, la vacuna se actualiza anualmente, así que, aunque usted o su niño se hayan vacunado contra la influenza el año pasado, durante esta temporada deben vacunarse otra vez para continuar protegidos. Si ya pasaron los meses de octubre y noviembre y usted o sus niños no se han vacunado, hágalo en diciembre o después.

Vacunación y tratamiento contra el virus aviar H5N1 en los seres humanos

China, Hungría, Vietnam y EUA tienen disponible una vacuna comercial para proteger a los seres humanos contra el virus H5N1 que ha tenido brotes en Asia, Europa y África. No se puede producir una vacuna específica contra la cepa del virus que ocasiona la pandemia hasta que surja y se identifique un nuevo virus de la influenza pandémica. El Departamento de Salud y Servicios Humanos de EUA (HHS, por sus siglas en inglés), a través del Instituto Nacional de Alergias y Enfermedades Infecciosas (NIAID), está abordando el problema de diferentes maneras. Entre ellas se incluyen:

1. El desarrollo de vacunas para prevenir la pandemia con base en las más recientes cepas letales del virus H5N1[31] (la FDA, Administración de Alimentos y Medicamentos, aprobó vacunas basadas en cepas anteriores del virus H5N1 que tiene disponibilidad comercial en la Reserva Estratégica Nacional) en caso de brote epidémico.
2. Colaboración con la industria para aumentar la capacidad de producción de vacunas en el país.
3. Búsqueda de formas de ampliar y extender la oferta existente.
4. Investigación sobre el desarrollo de nuevos tipos de vacunas contra la influenza.

Los estudios realizados en los laboratorios sugieren que algunos de los medicamentos aprobados en EUA recetados para los virus de influenza humana deberían ser efectivos en el tratamiento de infecciones de influenza aviaria en los seres humanos. Sin embargo, los virus de influenza pueden resistirse a estos medicamentos, de modo que estos tratamientos no siempre son efectivos.

El virus H5N1 que causó enfermedades y muertes a los seres humanos en Asia en 2005 es resistente a la amantadina y la rimantadina, dos medicamentos antivirales que comúnmente se utilizan para tratar la influenza. Otros dos medicamentos antivirales efectivos para el tratamiento de la influenza causada por el virus H5N1 son el oseltamavir y el zanamivir.

31. La FDA aprobó la vacuna contra el virus de la influenza aviar H5N1 el 21 de diciembre de 2006 en EUA

11

Organización Mundial de la Salud (OMS)

INTRODUCCIÓN

La Organización Mundial de la Salud (OMS)[32] se fundó en 1948; actualmente tiene su sede en Ginebra, Suiza. Su filosofía institucional está enfocada en lograr el nivel de salud más alto posible en la población mundial por medio de:

1. La promoción de la cooperación técnica en materia de salud entre las naciones.
2. La aplicación de programas para combatir y erradicar las enfermedades.
3. La mejora de la calidad de la vida.

Además, cuenta con los siguientes objetivos:

1. Reducir el exceso de mortalidad, morbilidad y discapacidad, con especial énfasis en las poblaciones pobres y marginadas.
2. Promover estilos de vida saludables y reducir los riesgos para la salud.
3. Desarrollar sistemas de salud más justos y eficaces que sean financieramente más equitativos.

La Asamblea Mundial de la Salud es el órgano que dirige las actividades de la Organización Mundial de la Salud; está formado por 191 miembros que se reúnen

32. http://www.who.int/es/.

anualmente. Además, la OMS cuenta con un Consejo Ejecutivo integrado por 32 expertos de la salud.

Sus oficinas regionales se ubican en:

1. Brazzaville, Congo (temporalmente ubicada en Harare, Zimbawe).
2. Washington, D. C., Estados Unidos.
3. El Cairo, Egipto.
4. Copenhague, Dinamarca.
5. Nueva Delhi, India.
6. Manila, Filipinas.

Por otra parte, la Organización Panamericana de la Salud[33] (OPS) es un organismo internacional de salud pública con casi 100 años de experiencia dedicados a mejorar la salud y las condiciones de vida de los pueblos de las Américas. Es parte del Sistema de las Naciones Unidas y Oficina Regional para las Américas de la Organización Mundial de la Salud. La OPS es también la agencia especializada en salud del Sistema Interamericano de la Organización de Estados Americanos (OEA).

La Oficina Sanitaria Panamericana es la Secretaría de la Organización Panamericana de la Salud. Su misión es cooperar técnicamente con los países miembros y estimular la cooperación entre ellos para que, a la vez que conserva un ambiente saludable y avanza hacia el desarrollo humano sostenible, la población de las Américas alcance la salud para todos y por todos.

La Constitución de la Organización Mundial de la Salud fue adoptada el 22 de julio de 1946 y establece, de conformidad con la carta de las Naciones Unidas, que los siguientes principios son básicos para la felicidad, las relaciones armoniosas y la seguridad de todos los pueblos:

1. La salud es un estado de completo bienestar físico, mental y social, y no solamente la ausencia de afecciones o enfermedades.
2. El goce del grado máximo de salud que se pueda lograr es uno de los derechos fundamentales de todo ser humano sin distinción de raza, religión, ideología política o condición económica o social.
3. La salud de todos los pueblos es una condición fundamental para lograr la paz y la seguridad, y depende de la más amplia cooperación de las personas y de los Estados.
4. Los resultados alcanzados por cada Estado en el fomento y protección de la salud son valiosos para todos.

---

33. La Oficina Sanitaria Panamericana y Oficina Regional de la Organización Mundial de la Salud en México tiene su Representante en Horacio 1855-3-305, Col. Los Morales Polanco, C. P. 11510, en la ciudad de México, D. F. Teléfono: 59-80-08-71.

5. La desigualdad de los diversos países, en lo relativo al fomento de la salud y el control de las enfermedades, sobre todo las transmisibles, constituye un peligro común.

6. El desarrollo saludable del niño es de importancia fundamental; la capacidad de vivir en armonía en un mundo que cambia constantemente es indispensable para este desarrollo.

7. La extensión a todos los pueblos de los beneficios de los conocimientos médicos, psicológicos y afines es esencial para alcanzar en más alto grado de salud.

8. Una opinión pública bien informada y una cooperación activa por parte del público son de importancia capital para el mejoramiento de la salud del pueblo.

9. Los gobiernos tienen responsabilidad en la salud de sus pueblos, la cual sólo puede ser cumplida mediante la adopción de medidas sanitarias y sociales adecuadas.

La OPS/OMS lleva a cabo su misión en colaboración con los ministerios de salud de los países, los cuales pueden delegar la realización de iniciativas a otros organismos gubernamentales e internacionales, organizaciones no gubernamentales, universidades, organismos de seguridad social, grupos comunitarios y muchos otros.

FASES DE ALERTA EN PANDEMIAS SEGÚN LA OMS[34]

El Sistema de Alerta y Respuesta ante Epidemias y Pandemias (EPR) de la OMS, en la revisión de 2009 de las descripciones de las fases de alerta, ha mantenido la estructuración en seis fases para facilitar la incorporación de nuevas recomendaciones y enfoques a los planes nacionales de preparación y respuesta existentes. Se han revisado la estructuración y la descripción de las fases de pandemia para facilitar su comprensión, aumentar su precisión y basarlas en fenómenos observables. Las fases 1 a 3 se corresponden con la preparación, en la que se incluyen las actividades de desarrollo de la capacidad y planificación de la respuesta, mientras que las fases 4 a 6 señalan claramente la necesidad de medidas de respuesta y mitigación. Además, se han elaborado mejor los periodos posteriores a la primera ola pandémica para facilitar las actividades de recuperación pospandémica.

- **Fase 1:** en el entorno, los virus gripales circulan continuamente entre los animales, sobre todo entre las aves. Aunque en teoría esos virus podrían

34. Aplicadas a infecciones por virus de la influenza.

convertirse en virus pandémicos, en la fase 1 no hay entre los animales virus circulantes que hayan causado infecciones humanas.

- **Fase 2:** se caracteriza por la circulación entre los animales de un virus gripal animal que ha causado infecciones humanas, por lo que se considera una posible amenaza de pandemia.
- **Fase 3:** se caracteriza por la existencia de un virus gripal animal o un virus reagrupado humano-animal que ha causado casos esporádicos o pequeños conglomerados de casos humanos, pero no ha ocasionado una transmisión de persona a persona suficiente para mantener brotes a nivel comunitario. La transmisión limitada de persona a persona puede producirse en algunas circunstancias como, por ejemplo, cuando hay un contacto íntimo entre una persona infectada y un cuidador que carezca de protección. Sin embargo, la transmisión limitada en estas circunstancias restringidas no indica que el virus haya adquirido el nivel de transmisibilidad de persona a persona necesario para causar una pandemia.
- **Fase 4:** se caracteriza por la transmisión comprobada de persona a persona de un virus animal o un virus reagrupado humano-animal capaz de causar brotes a nivel comunitario. La capacidad de causar brotes sostenidos en una comunidad señala un importante aumento del riesgo de pandemia. Todo país que sospeche o haya comprobado un evento de este tipo debe consultar urgentemente con la OMS a fin de que se pueda realizar una evaluación conjunta de la situación y el país afectado pueda decidir si se justifica la puesta en marcha de una operación de contención rápida de la pandemia. La fase 4 señala un importante aumento del riesgo de pandemia, pero no significa necesariamente que se vaya a producir una pandemia.
- **Fase 5:** se caracteriza por la propagación del virus de persona a persona al menos en dos países de una región de la OMS. Aunque la mayoría de los países no estarán afectados en esta fase, la declaración de la fase 5 es un indicio claro de la inminencia de una pandemia y de que queda poco tiempo para organizar, comunicar y poner en práctica las medidas de mitigación planificadas.
- **Fase 6 o fase pandémica:** se caracteriza por los criterios que definen la fase 5, acompañados de la aparición de brotes comunitarios en al menos un tercer país de una región distinta. La declaración de esta fase indica que está en marcha una pandemia mundial.

En el periodo posterior al de máxima actividad, la intensidad de la pandemia en la mayoría de los países con una vigilancia adecuada habrá disminuido por debajo de la observada en el momento crucial. En este periodo la pandemia parece remitir; sin embargo, no pueden descartarse nuevas oleadas, y los países han de estar preparados para una segunda ola.

Las pandemias anteriores se han caracterizado por oleadas de actividad repartidas durante varios meses. Cuando el número de casos disminuye, se requiere una gran habilidad comunicadora para compaginar esa información con la advertencia de que puede producirse otro ataque. Las olas pandémicas pueden sucederse a intervalos de meses, y cualquier señal de "relajación" puede resultar prematura.

En el periodo pospandémico los casos de gripe habrán vuelto a ser comparables a los habituales de la gripe estacional. Cabe pensar que el virus pandémico se comportará como un virus estacional de tipo A. En esta fase es importante mantener la vigilancia y actualizar en consecuencia la preparación para una pandemia y los planes de respuesta. Puede requerirse una fase intensiva de recuperación y evaluación.

La OMS cuenta, además de la EPR, con el Reglamento Sanitario Internacional (RSI), en vigor desde el 15 de junio de 2007, cuya finalidad es prevenir la propagación internacional de enfermedades, proteger contra esa propagación, controlarla y dar una respuesta de salud pública proporcionada y restringida a los riesgos para la salud pública, evitando al mismo tiempo las interferencias innecesarias con el tráfico y el comercio internacionales. El RSI, desde el año 2005, proporciona un marco para las actividades de la OMS de alerta y respuesta rápida ante epidemias que ya se llevan a cabo en colaboración con los países para controlar los brotes internacionales y reforzar la seguridad internacional en materia de salud pública.

El RSI introduce nuevos conceptos operacionales, como:

- Procedimientos específicos para la vigilancia de eventos y riesgos de salud pública por los países y su notificación e información a la OMS.
- Solicitud por la OMS de verificación de eventos de salud pública que ocurran en los países.
- Evaluación rápida de riesgos en colaboración con los países y prestación de asistencia a éstos.
- Determinación de si un evento constituye una emergencia de salud pública de importancia internacional.
- Coordinación de la respuesta internacional.

SISTEMA DE GESTIÓN DE EVENTOS DE LA OMS

Los datos epidemiológicos y la información operacional sobre los brotes epidémicos son aspectos dinámicos que cambian rápidamente. La OMS ha desarrollado un "sistema de gestión de eventos" para manejar la información más importante sobre los brotes y garantizar la precisión y oportunidad de las comunicaciones entre profesionales clave de la salud pública internacional, incluidas oficinas regionales de la OMS, oficinas de país, centros colaboradores y asociados de la Red Mundial de Alerta y Respuesta ante Brotes Epidémicos. A continuación se enumeran los principales componentes del sistema de gestión de eventos:

- Bases de datos integrales con información sobre las epidemias, situación de la verificación y las investigaciones de laboratorio, con datos operacionales.
- Seguimiento y registro de la evolución de los brotes, las decisiones críticas, las medidas más importantes adoptadas por la OMS y sus asociados, y los documentos clave.
- Gestión del apoyo logístico y el equipo, material y suministros especializados empleados en la respuesta.
- Base de datos integrada sobre las aptitudes técnicas, la experiencia y la disponibilidad de expertos internacionales para los equipos de respuesta.
- Reseñas sobre las instituciones técnicas de la Red Mundial de Alerta y Respuesta ante Brotes Epidémicos, centradas en la disponibilidad y capacidad para apoyar la respuesta internacional a los brotes epidémicos.
- Productos de información normalizados para los Estados miembros, los funcionarios de salud pública, los medios de información y el público.
- Comunicación con la Red Mundial de Alerta y Respuesta ante Brotes Epidémicos para fomentar la disponibilidad operacional.

El sistema de gestión de eventos de la OMS ofrece una visión dinámica de las Operaciones de Alerta y Respuesta y aporta información para la acción de una forma sistemática que permite tanto a la OMS como a la Red Mundial de Alerta y Respuesta prepararse mejor, responder más rápidamente y gestionar los recursos de forma más eficaz. Se sigue reforzando dicho sistema de gestión de eventos para respaldar los aspectos operacionales de alerta y respuesta del Reglamento Sanitario Internacional revisado. Las actividades de alerta y respuesta mundiales de la OMS y la Red Mundial de Alerta y Respuesta ante Brotes Epidémicos representan un importante pilar de la seguridad sanitaria mundial con miras a la detección, verificación y contención de las epidemias. En caso de liberación intencional de un agente biológico, esas actividades serán decisivas para el éxito de los esfuerzos internacionales de contención.

SISTEMA GLOBAL DE VIGILANCIA DE INFLUENZA DE LA OMS

En la actualidad la OMS cuenta con un sistema global de vigilancia de influenza que le permite identificar variantes antigénicas y virus con potencial pandémico, para lo cual dispone de una red internacional de médicos que informan a lo largo del año sobre el desarrollo de padecimientos respiratorios compatibles con la enfermedad y envían muestras de pacientes a laboratorios y centros internacionales dedicados a aislar y caracterizar los virus. La información se concentra en el Centro de Vigilancia de Enfermedades de la OMS, localizado en los *Centers for Disease Control and Prevention* (CDC) de Atlanta, Georgia, EUA. Después de analizar los informes anuales, un grupo de expertos de la OMS recomienda las cepas virales que deben incluirse en la elaboración de la vacuna para la siguiente temporada invernal en los hemisferios norte y sur.

El sistema permite detectar con prontitud variaciones en las tasas de morbilidad y mortalidad, así como variaciones antigénicas de los virus endémicos de influenza. Las mutaciones puntuales que se acumulan en la región antigénica de la HA de los virus de los subtipos H1 y H3 se reconocen y se evalúa su distribución mundial año con año para recomendar las cepas virales capaces de inducir la inmunidad contra los virus circulantes. La OMS emite las recomendaciones durante el primer trimestre del año.

De acuerdo con la OMS, los grupos de mayor riesgo son los niños de 6 a 23 meses de edad, los adultos mayores de 65 años o personas de 60 años con enfermedades complicadas.

En la actualidad sólo nueve países albergan las 14 compañías que producen vacunas contra la influenza humana, por lo que su disponibilidad es limitada. En países industrializados la vacuna se aplica a todos los individuos que la solicitan, además de la población de alto riesgo. En la mayoría de los países en desarrollo la vacuna no está disponible para toda la población.

A raíz de los hechos mundiales conocidos en que virus de aves pueden resultar pandémicos, la OMS puso a disposición de los investigadores los distintos aislamientos existentes para desarrollar una vacuna eficiente que prevenga y controle la siguiente pandemia de influenza. Se han publicado trabajos donde se abordan otras estrategias tecnológicas para la generación de vacunas contra la influenza. Sin embargo, la dificultad estriba en que no se puede predecir con seguridad cuál será el virus causal de la próxima pandemia. Los candidatos posibles son virus de los subtipos H5 o H9, que circulan en Asia y Medio Oriente, o el H7, que afecta a países de Europa y a Canadá. También existe el riesgo de que se reintroduzca un virus conocido, como el que causó la alarma mundial en marzo de 2005, que se debió al descuido y desconocimiento del riesgo potencial para la salud pública de una empresa estadounidense de certificación de control de calidad, que distribuyó a 18 países en América, Europa, Medio Oriente y Asia un estuche con virus activo del subtipo H2N2, inexistente desde 1968 en la población humana.

Los planes de emergencia elaborados en estos países prescriben la aplicación de la vacuna endémica estacional, que poca o ninguna protección brindaría en caso de una pandemia con un nuevo virus. Las previsiones respecto al uso de una vacuna pandémica se limitan a la población de niños y adultos mayores, por considerarlos de manera errónea como de mayor riesgo, ya que en caso de una pandemia por un nuevo virus todos los individuos deben considerarse en riesgo, según lo dicta la experiencia de pandemias anteriores.

CONCEPTOS BÁSICOS DE EPIDEMIA Y PANDEMIA

Epidemia. Se deriva del griego *epi* ("por sobre") y *demos* ("pueblo"). Se refiere a una enfermedad que afecta a un número de personas superior al esperado en una región geográfica y en un tiempo determinado.
Pandemia. Es el brote de una enfermedad que se extiende a nivel mundial. Una pandemia de gripe ocurre cuando surge un nuevo virus de influenza para el cual las personas presentan inmunidad escasa o nula, y para el cual no existen vacunas. La enfermedad se disemina con facilidad de persona a persona, causa enfermedades graves y puede extenderse por todo el país y el mundo en muy poco tiempo. Una pandemia de influenza puede ser causada por el virus de la gripe porcina (cerdos) o aviaria (aves) en humanos.

- **Número reproductivo básico.** El principal parámetro utilizado en epidemiología es el número reproductivo básico, R_0, definido como el número promedio de infecciones causadas por un individuo infeccioso cuando éste es introducido a una población de susceptibles, e intenta capturar la capacidad reproductiva de la enfermedad.
- **Tamaño de la epidemia.** Ésta es una de las propiedades asintóticas más importantes en los modelos epidemiológicos; se define como el número total de individuos infectados en una epidemia. Es una medida cuantitativa muy importante porque se relaciona de forma estrecha con los costos de la epidemia.

Modelo epidemiométrico. Es el cálculo matemático del cambio de un problema de salud, cuando se aplica una medida, de acuerdo con la cobertura lograda de protección que confiere en relación con el momento de su aplicación y tiempo de actuación.

Los efectos de una pandemia pueden atenuarse si se hacen preparativos con la debida anticipación. En México estamos preparando información preventiva y listas de planificación para varios sectores de la sociedad, que incluye información para individuos y familias. Una pandemia puede ir y venir en oleadas, cada una de las cuales puede tener una duración de seis a ocho semanas.

Una pandemia de influenza especialmente grave puede conducir a altos niveles de enfermedad, muerte, trastornos sociales y pérdidas económicas, como se señaló en capítulos previos. La vida diaria se vería seriamente afectada debido a que muchas personas en muchos lugares diferentes se encontrarían gravemente enfermas al mismo tiempo. Los impactos pueden comprender desde el cierre de escuelas y negocios, como ocurrió en México y EUA en abril y mayo de 2009, hasta la interrupción de servicios básicos como el transporte público y la distribución de alimentos.

Un porcentaje importante de la población mundial requerirá alguna forma de atención médica. Los centros de salud pueden desbordarse, produciéndose así escasez de personal, camas, ventiladores y otros suministros en los hospitales. Es posible que sea necesario acondicionar lugares no tradicionales como escuelas para ser utilizados como hospitales y poder hacer frente a la demanda.

Es probable que la necesidad de vacunas sobrepase la oferta y también es probable que la oferta de medicamentos antivirales no sea suficiente al principio de la pandemia. Se deberán tomar decisiones difíciles con respecto a quiénes obtendrán los medicamentos y las vacunas antivirales.

Los índices de mortalidad están determinados por cuatro factores: el número de personas que se han infectado, la virulencia del virus, las características subyacentes y la vulnerabilidad de las poblaciones afectadas, y la disponibilidad y efectividad de las medidas preventivas.

Las acertadas medidas implementadas en México por el gobierno de Felipe Calderón,[35] a través de la Secretaría de Salud y de la Secretaría de la Defensa Nacional, entre otras, en los meses de abril y mayo de 2009 demostraron ser eficaces en el control y contención de la pandemia norteamericana de influenza humana ocasionada por el virus de la influenza A H1N1 porcino.[36]

35. El gobierno federal y la Secretaría de Salud abrieron la página web www.prevencioninfluenza.gob.mx, para información sobre la influenza A H1N1 en México.

36. La Comisión Federal para la Protección contra Riesgos Sanitarios (COFEPRIS) de la Secretaría de Salud intensificó la vigilancia sanitaria de la influenza A H1N1 desde el 24 de abril de 2009.

Glosario

Agente infeccioso: cualquier organismo, como un virus, parásito o bacteria patógena, que es capaz de invadir los tejidos del cuerpo, multiplicándose y provocando enfermedad.

Antibiótico: sustancia producida por una bacteria u hongo que destruye o previene el crecimiento de otras bacterias u hongos.

Anticuerpo: proteína producida por el sistema inmunitario del cuerpo en respuesta a sustancias extrañas (antígeno). Nuestros cuerpos rechazan una infección produciendo anticuerpos. Un anticuerpo reacciona específicamente con el antígeno que provocó su formación, y su función es inactivar el antígeno.

Antígeno: cualquier sustancia extraña, por lo general una proteína, que estimula el sistema inmunitario del cuerpo para producir anticuerpos. (El nombre antígeno refleja su rol en la estimulación de una respuesta inmunitaria-generación de anticuerpos.)

Antiviral: fármaco que se utiliza para prevenir o curar una enfermedad causada por un virus, interfiriendo con la capacidad del virus de proliferarse o diseminarse de célula a célula.

CDC: *Centers for Disease Control and Prevention* (Centros para el Control y la Prevención de Enfermedades), agencia del gobierno de EUA que está al frente de los esfuerzos de salud pública para prevenir y controlar enfermedades infecciosas y crónicas, lesiones, riesgos en los lugares de trabajo, discapacidades y amenazas ambientales a la salud.

Cepa: grupo de organismos dentro de una especie o variedad.

Coadyuvante: sustancia que se agrega a una vacuna para mejorar la respuesta del sistema inmunitario, y que hace que se necesite una cantidad menor de vacunas para brindar protección.

COFEPRIS: Comisión Federal para la Protección contra Riesgos Sanitarios, de la Secretaría de Salud.

Enzima: sustancia que acelera la reacción química. Cada reacción química en los organismos vivos es facilitada por una enzima.

Epidémico: enfermedad que ocurre de repente en una comunidad, región o país en cantidades claramente superiores a las normales.

FDA: *Federal Drug Administration* (Administración de Alimentos y Medicamentos) de EUA, la agencia del gobierno responsable de proteger la salud pública garantizando la seguridad y la eficacia de los medicamentos humanos y veterinarios, productos biológicos, aparatos médicos, el abastecimiento de alimentos de nuestro país, productos de belleza y productos que emiten radiación.

Gripe aviaria: enfermedad viral altamente contagiosa con hasta 100% de mortalidad en aves de corral domésticas, causada por los subtipos H5 y H7 del virus A de la influenza. Todos los tipos de aves son susceptibles al virus, pero los brotes ocurren por lo general en pollos y pavos. La infección puede ser transportada por aves migratorias silvestres, que pueden portar el virus pero no muestran ningún signo de enfermedad. Los humanos casi nunca son afectados.

H1N1: variante de la influenza porcina. Virus responsable de 40 millones de muertes en 1918 (influenza española).

H5N1: variante de la influenza aviaria, que es un tipo de influenza virulenta en las aves. Primero fue identificada en Italia a comienzos del 1900 y ahora se sabe que existe en todo el mundo.

Hemoglutinina: proteína importante de estructura superficial del virus de la influenza que es un gen fundamental para la diseminación del virus en todo el tracto respiratorio. Esto permite que el virus se adhiera a una célula en el sistema respiratorio y lo penetre. Es mencionado como la "H" en los virus de la influenza.

Homólogo: similar en posición, estructura, función o características.

Hospedero: organismo sobre o en el cual vive un parásito.

HPAI: forma altamente patógena de la influenza aviaria. Los virus de la gripe aviaria se clasifican con base en la gravedad de la enfermedad ,y la HPAI es sumamente infecciosa entre humanos. La rápida diseminación de la HPAI, con brotes que suceden al mismo tiempo, es de creciente preocupación tanto para la salud humana como para la salud animal.

Influenza: enfermedad grave causada por virus que infectan el tracto respiratorio.

Influenza estacional (gripe de temporada): enfermedad respiratoria que puede ser transmitida de persona a persona. La mayoría de las personas tienen algo de inmunidad, y hay una vacuna disponible. Esta enfermedad también es conocida como gripe común o de invierno.

LPAI: forma de baja incidencia patógena de la influenza aviaria. La mayor parte de las cepas de gripe aviaria se clasifican como LPAI y causan típicamente pocos o ningún signo clínico en las aves infectadas. Sin embargo, algunas cepas del virus de la LPAI son capaces de mutar bajo condiciones de campo en virus de la HPAI.

Mutación: cualquier alteración del estado natural de un gen. Este cambio puede ser una causa de enfermedad o una variante normal benigna. Las mutaciones y la evolución específicas en los virus de la influenza no pueden predecirse, haciendo difícil, si no imposible, saber si un virus como el H5N1 podría adquirir las propiedades necesarias para proliferar fácilmente entre humanos.

Neuraminidasa: proteína importante de estructura superficial del virus de la influenza que es un gen fundamental para la diseminación del virus en todo el tracto respiratorio. Esto permite que el virus escape de la célula huésped e infecte nuevas células. Es mencionado como la "N" en los virus de la influenza.

OMS: Organización Mundial de la Salud, agencia de la Organización de Naciones Unidas establecida en 1948 para fomentar la cooperación internacional y mejorar las condiciones sanitarias.

OPS: Organización Panamericana de la Salud.

Pandémico: el brote mundial de una enfermedad en cantidades claramente superiores a las normales.

Portador: transmisor de un agente capaz de causar una enfermedad infecciosa. Un portador asintomático no muestra síntomas de portar un agente infeccioso.

Profiláctico: procedimiento o práctica médica que previene o protege contra una enfermedad o afección (p. ej., vacunas, antibióticos y medicamentos).

Sistema inmunitario: las células, los tejidos y los órganos que ayudan al cuerpo a resistir infecciones y enfermedades al producir anticuerpos y/o células alteradas que inhiben la multiplicación del agente infeccioso.

SITECEM: Sociedad Internacional para la Terapia Celular con Células Madre, Medicina Regenerativa y Antienvejecimiento, S. C., con sede en Naucalpan, Estado de México, fundada por los autores de este libro.

Vacuna: preparación que consta de antígenos de organismos que causan enfermedad que, cuando es introducida en el cuerpo, estimula la producción de anticuerpos específicos o de células alteradas. Esto produce una inmunidad al organismo que causa enfermedad. El antígeno en la preparación puede ser de organismos enteros que causan enfermedad (muertos o debilitados) o partes de estos organismos.

Vacuna prepandémica: vacuna elaborada para la protección contra las cepas del virus de influenza aviaria H5N1 o porcina H1N1 que se conocen en la actualidad con la esperanza de que brinde al menos algo de protección contra las nuevas cepas del virus que puedan evolucionar. Es posible que sea la mejor vacuna de defensa hasta que se elabore una vacuna específica contra la nueva cepa.

Virulento: altamente letal; que causa enfermedad grave o muerte.

Zoonosis: enfermedades que son trasmitidas de animales a humanos.

Referencias

1. **Adiego Sancho B** *et al.*: Human case of swine influenza A (H1N1). Aragon, Spain, November 2008. *Euro Surveill* 2009;14(7):pii:19120.
2. **Anchlan D, Ludwig S, Nymadawa P, Mendsaikhan J, Scholtissek C:** Previous H1N1 influenza A viruses circulating in the Mongolian population. *Arch Virol* 1996;141(8):1553-1569.
3. **Balkovic ES, Goodman RA, Rose FB, Borel CO:** Nosocomial influenza A (H1N1) infection. *Am J Med Technol* 1980;46(5):318-320.
4. **Beare AS, Craig JW:** Virulence for man of a human influenza. A virus antigenically similar to "classical" swine viruses. *Lancet* 1976;2(7975):4-5.
5. Centers for Disease Control and Prevention (CDC): Update: drug susceptibility of swine-origin influenza A (H1N1) viruses, April 2009. *MMWR Morb Mortal Wkly Rep* 2009;58 (16):433-435.
6. Centers for Disease Control and Prevention (CDC): Update: infections with a swine-origin influenza A (H1N1) virus-United States and other countries, April 28, 2009. *MMWR Morb Mortal Wkly Rep* 2009;58(16):431-433.
7. Centers for Disease Control and Prevention (CDC): Update: swine influenza A (H1N1) infections-California and Texas, April 2009. *MMWR Morb Mortal Wkly Rep* 2009;58(16): 435-437.
8. **Chirino YI, Sánchez González DJ, Martínez Martínez CM, Cruz C, Pedraza Chaverri J:** Protective effects of apocynin against cisplatin-induced oxidative stress and nephrotoxicity. *Toxicology* 2008;245:18–23.
9. **Chirino YI, Trujillo J, Sánchez González DJ, Martínez Martínez CM, Cruz C** ***et al.*:** Selective iNOS inhibition reduces renal damage induced by cisplatin. *Toxicol Lett* 2008;176 (1):48-57.
10. **Claas EC, Kawaoka Y, de Jong JC, Masurel N, Webster RG:** Infection of children with avian-human reassortant influenza virus from pigs in Europe. *Virology* 1994;204(1):453-457.

11. **Cox NJ, Black RA, Kendal AP:** Pathways of evolution of influenza A (H1N1) viruses from 1977 to 1986 as determined by oligonucleotide mapping and sequencing studies. *J Gen Virol* 1989;70(Pt 2):299-313.
12. **Cruz C, Correa Rotter R, Sánchez González DJ** ***et al.:*** Renoprotective and antihypertensive effects of S-allylcysteine in 5/6 nephrectomized rats. *Am J Physiol Renal Physiol* 2007; 293:F1691–F1698.
13. **De Jong JC** ***et al.:*** Antigenic and molecular heterogeneity in recent swine influenza A (H1N1) virus isolates with possible implications for vaccination policy. *Vaccine* 2001;19 (31):4452-4464.
14. **De Jong JC** ***et al.:*** Isolation of swine like influenza A(H1N1) viruses from man in Switzerland and The Netherlands. *Ann Inst Pasteur Virol* 1988;139(4):429-437.
15. **Dowdle WR, Hattwick MA:** Swine influenza virus infections in humans. *J Infect Dis* 1977; 136(Suppl):S386-S389.
16. **Eason RJ, Sage MD:** Deaths from influenza A, subtype H1N1, during the 1979 Auckland epidemic. *N Z Med J* 1980;91(654):129-131.
17. **Glezen WP:** Clinical practice. Prevention and treatment of seasonal influenza. *N Engl J Med* 2008;359(24):2579-2585.
18. **González López GM, Sosa Luna CA, Juárez Maldonado JL, Trejo Bahena NI, Núñez Sánchez M** ***et al.:*** Terapia celular y aplicación de células madre en la enfermedad de Parkinson (Revisión). *Neurol Neurocir Psiquiat* 2007;40(3):80-91.
19. **González López GM, Sánchez González DJ, Trejo Bahena NI, Núñez Sánchez M, Sosa Luna CA:** La terapia celular en la práctica médica (Revisión). *Rev Sanid Milit* 2009;63(2): 74-83.
20. **González López GM, Sánchez González DJ, Sosa Luna CA:** *Terapia celular con células madre y medicina regenerativa.* México, Alfil, 2009.
21. **Guo Y, Qi J, Wang M:** Seroepidemiologic survey for A/PR/8/34 (H1N1) virus from Chinese residents. *Zhonghua Shi Yan He Lin Chuang Bing Du Xue Za Zhi* 1998;12(3):223-225.
22. **Guo YJ, Wang M, Cheng X:** A strain of A/PR/8/34 (H1N1)-like virus isolated from men. *Zhonghua Shi Yan He Lin Chuang Bing Du Xue Za Zhi* 1997;11(3):201-204.
23. **Iakhno MA, Kendal A, Zakstel'skaia LI, Molibog EV** ***et al.:*** New antigenic variants of influenza A(H1N1) virus detected in the USSR in 1979. *Vopr Virusol* 1981;2: 136-141.
24. **Iamnikova SS, Shemiakin IG, Nikolova Z, Kotseva R, Aimar M** Study of human influenza viruses isolated in 1982 which are antigenically related to the swine flu virus. *Vopr Virusol* 1989;34(3):288-292.
25. **Iatel TP:** Biological properties of the type A(H1N1) influenza virus strains isolated in 1977-1978 in Kiev. *Mikrobiol Zh* 1980;42(6):742-746.
26. **Ivanova VT, Burtseva EI, Oskerko TA, Kolobukhina LV, Slepushkin AN:** Variability and prevalence characteristics of influenza A virus (H1N1) in period 1990-1998. *Vopr Virusol* 2000;45(5):18-22.
27. **Ivanova VT** ***et al.:*** A comparative analysis of epidemic strains of the influenza A virus (H1N1), isolated in the USSR and Czechoslovakia in 1986. *Vopr Virusol* 1989;34(4):423-426.
28. **Kanegae Y, Sugita S, Shortridge KF, Yoshioka Y, Nerome K:** Origin and evolutionary pathways of the H1 hemagglutinin gene of avian, swine and human influenza viruses: cocirculation of two distinct lineages of swine virus. *Arch Virol* 1994;134(1-2):17-28.
29. **Katsuda K, Sato S, Shirahata T, Lindstrom S, Nerome R** ***et al.:*** Antigenic and genetic characteristics of H1N1 human influenza virus isolated from pigs in Japan. *J Gen Virol* 1995;76(Pt 5):1247-1249.

30. **Klimov AI, Ghendon YZ:** Genome analysis of H1N1 influenza virus strains isolated in the USSR during an epidemic in 1961-1962. *Arch Virol* 1981;70(3):225-232.
31. **Komadina N, Roque V, Thawatsupha P, Rimando Magalong J, Waicharoen S *et al.*:** Genetic analysis of two influenza A (H1) swine viruses isolated from humans in Thailand and the Philippines. *Virus Genes* 2007;35(2):161-165.
32. **Kupradinun S, Peanpijit P, Bhodhikosoom C, Yoshioka Y, Endo A *et al.*:** The first isolation of swine H1N1 influenza viruses from pigs in Thailand. *Arch Virol* 1991;118(3-4):289-297.
33. **Kuri Morales P:** The influenza pandemic: possible scenarios in Mexico. *Gac Med Mex* 2008;144(4):285-290.
34. **Lehtoranta L, Villberg A, Santanen R, Ziegler T:** A novel, colorimetric neutralization assay for measuring antibodies to influenza viruses. *J Virol Methods* 2009.
35. **Meiklejohn G, Eickhoff TC, Graves PIJ:** An influenza A epidemic caused by H1N1 virus. *Mil Med* 1980;145(2):129-131.
36. **Méndez Bolaina E, Sánchez González DJ *et al.*:** Effect of caveolin-1 scaffolding peptide and 17β-estradiol on intracellular Ca^{2+} kinetics evoked by angiotensin II in human vascular smooth muscle cells. *Am J Physiol Cell Physiol* 2007;293:C1953-C1961.
37. **Nakajima K, Desselberger U, Palese P:** Recent human influenza A (H1N1) viruses are closely related genetically to strains isolated in 1950. *Nature* 1978; 274 (5669):334-339.
38. **Nakajima S, Cox NJ, Kendal AP:** Antigenic and genomic analyses of influenza A(H1N1) viruses from different regions of the world, February 1978 to March 1980. *Infect Immun* 1981;32(1):287-294.
39. **Nakajima S, Nakajima K, Takeuchi Y, Sugiura A:** Influenza surveillance based on oligonucleotide mapping of RNA of H1N1 viruses prevalent in Japan, 1978-1979. *J Infect Dis* 1980;142(4):492-502.
40. **Ordóñez RM, Espinosa AM, Sánchez González DJ, Armendáriz Borunda J, Berumen J:** Enhanced oncogenicity of Asian-American human papillomavirus 16 is associated with impaired E2 repression of E6/E7 oncogene transcription. *J Gen Virol* 2004;85:1433-1444.
41. Organización Mundial de la Salud: *Plan mundial de la OMS de preparación para una pandemia de influenza.* Ginebra, Organización Mundial de la Salud, 2005.
42. **Orozco Ibarra M, Medina Campos ON, Sánchez González DJ *et al.*:** Evaluation of oxidative stress in d-serine induced nephrotoxicity. *Toxicology* 2007;229:123-135.
43. **Rimmelzwaan GF *et al.*:** Antigenic and genetic characterization of swine influenza A (H1N1) viruses isolated from pneumonia patients in The Netherlands. *Virology* 200110;282 (2):301-306.
44. **Rocha E, Cox NJ, Black RA, Harmon MW, Harrison CJ *et al.*:** Antigenic and genetic variation in influenza A (H1N1) virus isolates recovered from a persistently infected immunodeficient child. *J Virol* 1991;65(5):2340-2350.
45. **Rota PA, Rocha EP, Harmon MW, Hinshaw VS, Sheerar MG *et al.*:** Laboratory characterization of a swine influenza virus isolated from a fatal case of human influenza. *J Clin Microbiol* 1989;27(6):1413-1416.
46. **Sánchez González DJ, González López GM, Sosa Luna CA, Trejo Bahena NI, Martínez Martínez CM:** Expresión de las sintasas de óxido nítrico inducida por lipopolisacárido en cerebro de ratas. *Neurol Neurocir Psiquiat* 2008;XLI(1):1-8.
47. **Sánchez González DJ *et al.*:** Producción de iNOS y nitración de proteínas en la aorta de ratas expuestas a ozono. *Rev Sanid Milit Mex* 2005;59(4):223-240.
48. **Sánchez González DJ *et al.*:** Ozone exposure induces iNOS expression and tyrosine nitration in rat aorta. *Environ Toxicol Pharmacol* 2004;17:1-7.

49. **Sánchez González DJ** *et al.***:** Microscopio confocal en el diagnóstico dermatológico de las enfermedades ampollosas autoinmunitarias. *Actas Dermatol Dermatopatol* 2007;7:9-15.
50. **Sánchez González DJ** *et al.***:** Efectos biológicos de campos electromagnéticos de frecuencia industrial. Modelo en ratas. *Rev Sanid Milit Mex* 2007;61(6):371-380.
51. **Sánchez González DJ, Trejo Bahena NI:** *Biología celular y molecular.* México, Alfil, 2006.
52. **Sánchez González DJ, Trejo Bahena NI:** *Prácticas de histología.* México, Alfil, 2007.
53. **Sánchez González DJ** *et al.***:** Óxido nítrico en el sistema nervioso central. Neuronas nitrérgicas. *Neurol Neurocir Psiquiat* 2004;37(2):73-78.
54. **Scholtissek C, von Hoyningen V, Rott R:** Genetic relatedness between the new 1977 epidemic strains (H1N1) of influenza and human influenza strains isolated between 1947 and 1957 (H1N1). *Virology* 1978;89(2):613-617.
55. Secretaría de Salud: Acuerdo por el que se crea el Comité Nacional para la Seguridad en Salud. *Diario Oficial de la Federación,* septiembre 22, 2003.
56. Secretaria de Salud: *Plan Nacional de Preparación y Respuesta ante la Pandemia de Influenza.* México, Secretaría de Salud, 2005.
57. Secretaría de Salud: *Sistema de Vigilancia Epidemiológica de influenza.* México, Secretaría de Salud, 1998.
58. **Simmons C, Farrar J:** Insights into inflammation and influenza. *N Engl J Med* 2008;359 (15):1621-1623.
59. **Sosa Luna CA, Sánchez González DJ, González López GM** *et al.***:** Lactoserum: propiedades nutricionales en la práctica médica. *Rev San Milit Mex* 2009;63(1):28-42.
60. **Sosa Luna CA, González López GM, Sánchez González DJ:** *Prácticas de farmacología.* México, Alfil, en prensa.
61. **Spicer CC** *et al.***:** Epidemic influenza in Greater London. *J Hyg (Lond)* 1984;93(1):105-112.
62. **Tandon SS:** Effectiveness of maternal influenza immunization. *N Engl J Med* 2009;360(5): 537-538.
63. **Tapia E, Sánchez González DJ** *et al.***:** Treatment with pyrrolidine dithiocarbamate improves proteinuria, oxidative stress and glomerular hypertension in overload proteinuria. *Am J Physiol Renal Physiol* 2008;295(5):F1431-F1439.
64. **Teodorovici G** *et al.***:** Circulation of influenza virus A(H1N1) in Moldavia (Romania) during 1978-1982. *Virologie* 1983;34(1):47-51.
65. **Torres Salazar JJ, Sánchez González DJ, López Rivera MG, Corona Perezgrovas MA:** Distribución y estado de maduración de células dendríticas y activación de linfocitos $CD4^+$ en adenocarcinoma prostático. *Rev Mex Urol* 2007;67:140-146.
66. **Vincent AL, Swenson SL, Lager KM, Gauger PC, Loiacono C:** Characterization of an influenza A virus isolated from pigs during an outbreak of respiratory disease in swine and people during a county fair in the United States. *Vet Microbiol* 2009.
67. **Wentworth DE, Thompson BL, Xu X, Regnery HL, Cooley AJ** *et al.***:** An influenza A (H1N1) virus, closely related to swine influenza virus, responsible for a fatal case of human influenza. *J Virol* 1994;68(4):2051-2058.
68. **Wright PF:** Vaccine preparedness-are we ready for the next influenza pandemic? *N Engl J Med* 2008;358(24):2540-2543.
69. **Young JF, Desselberger U, Palese P:** Evolution of human influenza A viruses in nature: sequential mutations in the genomes of new H1N1. *Cell* 1979;18(1):73-83.
70. **Zhilinskaya IN, Kozeletskaya KN, Stamkulova AA, Golubev DB:** Analysis of the genome structure of influenza A virus strains isolated during the epidemics of 1977-1980. *Virologie* 1982;33(3):237-240.